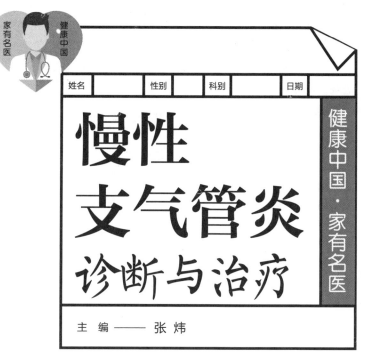

家有名医 健康中国

| 姓名 | | 性别 | | 科别 | | 日期 | |

# 慢性支气管炎

## 诊断与治疗

健康中国·家有名医

主 编 —— 张 炜

U0198400

上海科学技术文献出版社
Shanghai Scientific and Technological Literature Press

**图书在版编目（CIP）数据**

慢性支气管炎诊断与治疗 / 张炜主编 . 一上海：上海科学技术文献出版社，2020

（健康中国·家有名医丛书）

ISBN 978-7-5439-8113-3

Ⅰ.①慢… Ⅱ.①张… Ⅲ.①慢性病—支气管炎—诊疗—普及读物 Ⅳ.① R562.2-49

中国版本图书馆 CIP 数据核字 (2020) 第 053932 号

策划编辑：张　树
责任编辑：付婷婷
封面设计：樱　桃

慢性支气管炎诊断与治疗
MANXING ZHIQIGUANYAN ZHENDUAN YU ZHILIAO
主编　张　炜
出版发行：上海科学技术文献出版社
地　　址：上海市长乐路 746 号
邮政编码：200040
经　　销：全国新华书店
印　　刷：常熟市人民印刷有限公司
开　　本：650×900　1/16
印　　张：15.25
字　　数：158 000
版　　次：2020 年 7 月第 1 版　2020 年 7 月第 1 次印刷
书　　号：ISBN 978-7-5439-8113-3
定　　价：35.00 元
http://www.sstlp.com

# "健康中国·家有名医"丛书总主编简介

## 王 韬

同济大学附属东方医院主任医师、教授、博士生导师，兼任上海交通大学媒体与传播学院健康与医学传播研究中心主任。创立了"达医晓护"医学传播智库和"智慧医典"健康教育大数据平台；提出了"医学传播学"的学科构想并成立"中国医学传播学教学联盟"。任中国科普作家协会医学科普创作专委会主任委员、应急安全与减灾科普专委会常务副主任委员、中华预防医学会灾难预防医学分会秘书长。全国创新争先奖、国家科技进步奖二等奖、上海市科技进步奖一等奖、中国科协"十大科学传播人物"获得者。"新冠"疫情期间担任赴武汉国家紧急医学救援队（上海）副领队。

## 李校堃

微生物与生物技术药学专家，中国工程院院士，教授、博士生导师，温州医科大学党委副书记、校长、药学学科带头人，基因工程药物国家工程研究中心首席专家。于 1992 年毕业于白求恩医科大学，1996 年获中山医科大学医学博士学位。 2005 年入选教育部新世纪优秀人才，2008 年受聘为教育部"长江学者奖励计划"特聘教授， 2014 年入选"万人计划"第一批教学名师。长期致力于以成纤维细胞生长因子为代表的基因工程蛋白药物的基础研究、工程技术和新药研发、临床应用及转化医学研究，在国际上首次将成纤维细胞生长因子开发为临床药物。先后获得国家技术发明奖二等奖、国家科技进步奖二等奖等，发表论文 200 余篇。

# "健康中国·家有名医"丛书编委会

**丛书总主编：**

王　韬　　中国科普作家协会医学科普创作专委会主任委员
　　　　　主任医师、教授

李校堃　　温州医科大学校长、中国工程院院士

**丛书副总主编：**

方秉华　　上海申康医院发展中心党委副书记、主任医师、教授

唐　芹　　中华医学会科学技术普及部、研究员

**丛书编委：**

马　骏　　上海市同仁医院院长、主任医师

卢　炜　　浙江传媒学院电视艺术学院常务副院长、副书记

冯　辉　　上海中医药大学附属光华医院副院长、主任医师

孙　烽　　中国科普作家协会医学科普创作专委会秘书长、副教授

李本乾　　上海交通大学媒体与传播学院院长、教育部"长江学者"
　　　　　特聘教授

李江英　　上海市红十字会副会长

李　红　　福建省立医院党委副书记、主任护师、二级教授

李春波　　上海交通大学医学院附属精神卫生中心副院长
　　　　　上海交通大学心理与行为科学研究院副院长、主任医师

李映兰　　中南大学湘雅护理学院副院长、主任护师

杨海健　　黄浦区卫健委副主任、副主任医师

吴晓东　　上海市卫生人才交流服务中心主任

汪　妍　　上海电力医院副院长、主任医师

# 本书编委会

# 总　序

健康是人生最宝贵的财富,然而疾病却是绕不开的话题。2020 年中国人民共同经历了一场战"疫",本应美如画卷的春天,被一场突如其来的疫情打破。这让更多人认识到健康的重要性,也激发了全社会健康意识的觉醒。

现代社会快节奏和高强度的生活方式,使我们常常处于亚健康状态。美食诱惑、运动不足、嗜好烟酒,往往导致肥胖,诱发高血压、高血脂、高血糖、高尿酸乃至冠心病、脑卒中,甚至损伤肺功能,造成肾功能衰退,而久病卧床又会造成肺炎、压疮、下肢血管栓塞等衍生疾病……凡此种种,严重影响人们的健康生活。

"经济要发展,健康要上去"是每个老百姓的追求,健康是人们最具普遍意义的美好生活需要。鉴于此,上海科学技术文献出版社策划出版了"健康中国·家有名医"丛书。丛书作者多为上海各三甲医院临床一线专科医生,遴选临床常见病、多发病,为广大读者提供一套随时可以查阅的医学科普读物。

如今,在国内抗"疫"获得阶段性胜利的情况下,全国各地逐渐复工复产,医务人员和出版人也在用自己的实际行动响应政府号召。上海科学技术文献出版社精心打造的这套丛书,为全社会健康保驾护航,让大众在疫情后期更加关注基础疾病的治疗,提高机体免疫力,在这场战"疫"取得全面胜利的道路上多占

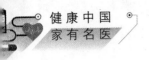

得一些先机,也希望人们可以早日恢复健康生活。

本丛书秉承上海科学技术文献出版社曾经出版的"挂号费"丛书理念,作为医学科普读物,为广大读者详细介绍了各类常见疾病发病情况,疾病的预防、治疗,生活中的饮食、调养,疾病之间的关系,治疗的误区,患者的日常注意事项等。其内容新颖、系统、实用,适合患者、患者家属及广大群众阅读,对医生临床实践也具有一定的参考价值。本丛书版式活泼大气、文字舒展,采用一问一答的形式,逻辑严密、条理清晰,方便阅读,也便于读者理解;行文深入浅出,对晦涩难懂的术语采用通俗表达,降低阅读门槛,方便读者获取有效信息,是可以反复阅读、随时查询的家庭读物,宛若一位指掌可取的"家庭医生"。

本丛书的创作团队,既是抗"疫"的战士,也是健康生活的大使。作为国家紧急医学救援队的一员,从武汉方舱医院返回上海的第一时间能够看到丛书及时出版,我甚是欣慰。衷心盼望丛书可以让大众更了解疾病、更重视健康、更懂得未病先防,为健康中国事业添砖加瓦。

王 韬

中国科普作家协会医学科普创作专委会主任委员

赴武汉国家紧急医学救援队(上海)副领队

2020 年 4 月 3 日于上海

# 前　言

　　慢性支气管炎是呼吸系统的常见病、多发病,晚期会发展成为慢性阻塞性肺疾病、阻塞性肺气肿和肺源性心脏病,导致呼吸和心力衰竭,严重影响患者的生活质量,危害人民群众的身体健康。因此,早期慢性支气管炎阶段的防治对整个疾病的进程显得非常重要。本书主要介绍了我对于慢性支气管炎的中西医结合诊断、治疗、调理的临床体会。

　　中医学对于肺系病的认识,《黄帝内经》中早已记载,认为"五脏六腑皆令人咳,非独肺也"。这一论断对于现代医家对呼吸系统疾病的诊治仍具重要指导意义。后世医家根据临床实践,结合《伤寒论》《金匮要略》《景岳全书》《诸病源候论》等,也多有发挥,形成了完整的中医学肺系病诊疗体系。随着现代医学对于呼吸系统疾病认识的逐步深入,中医学对于肺系病的认识也在逐步充实、完善,不断有新的理论和实验研究成果充实进来,治则、治法、治方、中成药、诊疗体系日益完备。

　　中西医结合诊疗慢性支气管炎的核心在于对疾病的深入认识,在于临床疗效。现代疾病的诊治,只有在对整个疾病的中医、西医认识透彻的基础上,恰当运用中医学阴阳五行理论、脏腑学说、辨证论治等中医学传统瑰宝,吸收历代医家经验精华,结合现代中医大家学术经验,才能不断发展,达到医学理论的继

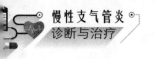

承、发扬、创新,才能更好地造福人民。

在临床工作中,看到患者由于对自身疾病的认识不足,有的盲目用药、有的贻误了治疗时机,致使疾病慢性迁延、难以控制。因此,为了给广大病友提供一个全面了解慢性支气管炎这一疾病的机会,给大家一个简单答疑解惑的窗口,以弥补平时门诊时间较短而不能够给大家详细解释的缺憾,受上海科学技术文献出版社之邀,将个人的学习心得、临诊经验,以及门诊时未尽之言,付诸文字,方便大家诊后细细品读,以表对大家早日康复的良好祝愿。

为了方便阅读,本书首先介绍了西医学呼吸系统和中医学"肺"的概念,然后详细介绍了慢性支气管炎的中西医认识,接着着重讲述了中西医的治疗和预防方法。部分内容属于当前国家攻关项目,具有很好的实际应用价值。俗话说"三分治,七分养",患者平时的自我调养,对于疾病的康复极其重要。本书力求内容通俗易懂,希望能对广大病友和中医学爱好者带来裨益。

现代医学发展迅速,书中一些观点可能会很快被更新,也有些内容因为专业性强而难以理解,还望读者谅解并提出宝贵意见。书中所言,仅为临床普遍所见,对于具体疾病而言,则情况可能千变万化、极为复杂,所以及时到正规医院就医才是万全之策。

张　炜

# 目　录

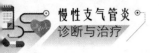

# 患了慢性支气管炎可能会有的一些表现

## 慢性支气管炎的咳嗽有何特点

慢性支气管炎(简称慢支)是指气管、支气管黏膜及其周围组织的慢性非特异性炎症,以咳嗽、咳痰或伴喘息为主要症状,每年持续3个月或以上,连续2年或以上。本病的咳嗽开始时仅在冬、春气候变化剧烈时或接触有害气体后出现。随着病情的进展,咳嗽可以在一年四季发生,且冬、春加重。一般晨间咳嗽较重,临睡前有阵咳或排痰,痰液咳出后即感胸部舒畅。慢性支气管炎的咳嗽有长期、反复、持续加重的特点。

## 咳嗽一定是患了支气管炎吗

临床上,咳嗽是内科患者最常见的症状。咳嗽病因繁多且涉及面广,特别是胸部影像学检查无明显异常的慢性咳嗽患者,此类患者最易被临床医生所疏忽,很多患者长期被误诊为"慢性支气管炎"或"支气管炎",大量使用抗菌药物治疗而无效,或者因诊断不清而反复进行各种检查,不仅增加了患者的痛苦,也加重了患者的经济负担。咳嗽是支气管炎早期的唯一症状或主要

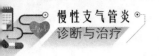
症状,但是咳嗽并不代表就是患上了支气管炎。

目前对于咳嗽的诊治,根据时间分为急性咳嗽、亚急性咳嗽和慢性咳嗽。时间短于3周者称为急性咳嗽,长于或等于8周者称为慢性咳嗽,介于两者之间的称为亚急性咳嗽。急性咳嗽主要见于普通感冒,或急性支气管炎、急性鼻窦炎、过敏性鼻炎、慢性支气管炎急性发作、支气管哮喘等。亚急性咳嗽常见于感冒后咳嗽、细菌性鼻窦炎、哮喘等。慢性咳嗽的病因可分为两类:一类是 X 线检查有明显病变者,如肺炎、肺结核、肺癌、支气管扩张等;另一类为 X 线检查无明显异常,以咳嗽为主要或唯一症状,也称为不明原因慢性咳嗽。

不明原因慢性咳嗽的病因主要包括咳嗽变异性哮喘(cough variant asthma, CVA)、上气道咳嗽综合征(upper airway cough syndrome, UACS)、嗜酸性粒细胞性支气管炎(eosinophilic bronchitis, EB)和胃食管反流性咳嗽(gastroesophageal reflux cough, GERC)等。这些病因占呼吸内科门诊慢性咳嗽病因的70%~95%。

咳嗽变异性哮喘(CVA)是一种特殊类型的哮喘,咳嗽是其唯一或主要临床表现,较多表现为干咳和夜间咳嗽,无明显喘息、气促等症状或体征,但有气道高反应性。诊断标准:①慢性咳嗽常伴有明显的夜间刺激性咳嗽;②支气管激发试验阳性或呼气流量峰值(peak expiratory flow, PEF)昼夜变异率>20%;③支气管扩张剂、糖皮质激素治疗有效;④排除其他原因引起的慢性咳嗽。

上气道咳嗽综合征(UACS)是指由于鼻部疾病引起分泌物

倒流鼻后和咽喉部,甚至反流入声门或气管,导致以咳嗽为主要表现的综合征。诊断标准:①发作性或持续性咳嗽,以白天咳嗽为主,入睡后较少咳嗽;②鼻后滴流和(或)咽后壁黏液附着感;③有鼻炎、鼻窦炎、鼻息肉或慢性咽喉炎等病史;④检查发现咽后壁有黏液附着、鹅卵石样改变;⑤经针对性治疗后咳嗽缓解。

嗜酸性粒细胞性支气管炎(EB)是一种以气道嗜酸粒细胞浸润为特征的非哮喘性支气管炎。诊断标准:①慢性咳嗽,多为刺激性干咳,或伴少量黏痰;②X线胸片正常;③肺通气功能正常,气道高反应性检测阴性,PEF日间变异率正常;④痰细胞学检查嗜酸性粒细胞比例≥0.03;⑤排除其他嗜酸粒细胞增多性疾病;⑥口服或吸入糖皮质激素有效。

胃食管反流性咳嗽(GERC)是因胃酸和其他胃内容物反流进入食管,导致以咳嗽为突出临床表现的病症。诊断标准:①慢性咳嗽,以白天咳嗽为主;②24小时食管pH监测Demeester积分≥12.7和(或)SAP(症状相关性概率)≥75%;③排除咳嗽变异性哮喘(CVA)、嗜酸性粒细胞性支气管炎(EB)、鼻后滴漏综合征(post-nasal drip syndrome, PNDS,又称UACS)等疾病;④抗反流治疗后咳嗽明显减轻或消失。

引起咳嗽的病因很多,不仅见于一些肺部病变,而且一些肺外病变同样可引起咳嗽。因此,应尽量询问病史,详细了解咳嗽的具体表现,仔细分析咳嗽的性质、节律、时间、音色等特征,借助一些辅助检查,明确咳嗽的病因,再针对病因进行治疗。

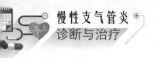

## 慢性支气管炎的咳痰有何特点

慢性支气管炎患者的痰液一般为白色黏液或浆液泡沫状痰,常以清晨排痰较多。疾病初起痰量不太多,较多黏滞在咽喉等上呼吸道,且较易咳出,但随着病情的进展,痰液产生部位逐渐下移至气管、支气管,较深而难以咳出,痰量也会逐渐增多。老年慢性支气管炎患者身体抵抗力差,无力咳痰,或合并支气管扩张等原因,可以出现痰液较多但咳痰不爽。慢性支气管炎合并感染时,痰液转为黏液脓性或黄色浓痰,痰量也增加。也有部分患者仅表现为干咳为主,或仅咳出少量白色黏液。

## 慢性支气管炎的气喘有何特点

部分慢性支气管炎患者可以伴有支气管痉挛,引起喘息;常伴有哮鸣音,可因吸入刺激性气体而诱发。开始多为劳力后气喘、胸闷,反复发作数年,可在日常活动中感到气短、呼吸困难,有些患者甚至静息状态下也有气喘、胸闷感,日久可以导致慢性阻塞性肺疾病、肺气肿,而产生肺功能减退,最终可导致生活不能自理。

# 慢性支气管炎患者为何会有反复呼吸道感染

　　人体的呼吸道有良好的防御功能,不容易发生反复感染。慢性支气管炎患者的气管、支气管上皮纤毛变短、不规则,纤毛运动受抑制;支气管的杯状细胞增生;黏液腺体增生、肥大,分泌物增多;气管、支气管的净化能力减弱;呼吸道黏膜的防御功能减弱,都为病原微生物的入侵创造了条件。反复感染又可以加重慢性支气管炎的病情,使气管、支气管的损伤加重。反复的呼吸道感染所产生的炎症反应,也会对人体产生多种影响,破坏机体功能状况、破坏宿主免疫能力。因此,慢性支气管炎患者较易发生反复呼吸道感染。

# 了解一些慢性支气管炎的常识

## 呼吸系统是如何组成的

人体为了满足自身的需要,不断从外界吸取氧气,将自身代谢产生的二氧化碳排出体外,这种人体与外界之间的气体交换过程就叫作呼吸。

呼吸系统与体外环境沟通,吸入新鲜空气,通过肺泡内的气体交换,使人体得到氧气并排出二氧化碳,从而维持人体正常的新陈代谢。呼吸的全过程由 3 个连续的环节组成。

(1) 外呼吸:外环境与血液间的气体交换,也就是肺泡气体与肺毛细血管血液之间进行的气体交换。

(2) 气体在血液中的运输。

(3) 内呼吸:组织液与血液间的气体交换。

呼吸过程是由呼吸系统来完成的,呼吸系统由呼吸道和肺两部分组成。

呼吸道以喉环状软骨为界分为上、下两部分。上呼吸道包括鼻、咽、喉,除传导气体外,尚有吞咽、湿化、加温、净化空气、嗅觉和发音的功能;下呼吸道包括 24 级的气管、支气管树结构,分为气管、左右主支气管、叶段支气管、细支气管、终末细支气管、呼吸性细支气管、肺泡管、肺泡囊,直至肺泡。终末细支气管以及之前的部分没有气体交换功能,只有气体传导功能;呼吸性细支气管直至肺泡具有气体交换功能。

肺是人体的主要呼吸器官,由肺泡构成。肺位于胸腔内,左、右两肺分居膈的上方和纵隔两侧。幼儿的肺呈淡红色,成年人的肺由于吸入空气中的灰尘,逐渐沉积而呈深灰色。左肺稍狭长,被斜裂分为上、下两叶;右肺略宽短,被斜裂和水平裂分为上、中、下三叶。肺的形状似圆锥形,两肺各有一尖、一底、两面、三缘。肺尖呈钝圆形;肺底位于膈上面;肺的外侧面邻近肋及肋间肌,内侧面邻近纵隔,分别叫肋面和纵隔面;肺的前缘、下缘薄锐,后缘圆钝。通常我们说的肺门是支气管、肺动脉、肺静脉、淋巴管和神经等进出的通道。

呼吸系统按功能可以划分为五大区域。

(1) 呼吸道:由具有弹性的、不塌陷的管道组成,气体经由此进出体内,主要起传导气体的功能,以喉的环状软骨下缘为界将其划分为上呼吸道和下呼吸道。随着气道在肺内的深入,气道逐级变窄、变短,分支逐渐增多。

(2) 肺泡囊和肺泡:指呼吸道末梢的气囊,构成了呼吸膜的肺泡侧。

(3) 肺血液循环:肺动脉和肺静脉的终末分支包绕于肺泡周围,形成密集的毛细血管网,肺泡周围毛细血管网构成了呼吸膜的血液侧。呼吸膜是机体与外界进行气体交换的场所。

(4) 呼吸肌:主要是指胸肌和膈肌,其舒缩导致的呼吸运动是肺通气的动力。

(5) 呼吸控制中枢:位于脑干和大脑皮质,可以感知机体的

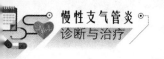

机械性和化学性信息,发出信号调节呼吸运动的强弱,从而保证机体代谢的需要和内环境的稳定。

## 呼吸系统的生理功能有哪些

氧气是人体的生命之源,是人体生理代谢活动不可缺少的物质。缺氧对人体的许多重要器官都有不利影响,引起一系列病理改变。

呼吸系统使空气进入肺泡并与肺泡毛细血管内的血液进行气体交换,使氧气进入血液,血液中的二氧化碳进入肺泡,通过呼气排出体外。上呼吸道除有传导气体的作用外,尚有湿化、加温、净化空气、嗅觉和发音的功能;胸廓具有保护肺脏的功能。呼吸系统的各个组成部分是相辅相成的,任何一部分功能异常都会影响呼吸功能。

由于呼吸道与外界相通,在呼吸过程中,外界环境中的粉尘、各种微生物、有害气体、蛋白变应原等,皆可进入呼吸道及肺引起各种疾病,一般情况下人体是不发病的,说明呼吸系统的防御功能是至关重要的。呼吸系统的防御功能包括对吸入的空气有过滤、加温、湿润的作用;支气管黏膜的黏液纤毛运动以及咳嗽反射等,能排除异物和过多的分泌物,保持呼吸道的通畅;各级细支气管和肺泡中还可以分泌免疫球蛋白,其具有抗病原微生物的作用。

呼吸系统的非呼吸功能:呼吸系统除了主要行使呼吸功能

外,还具有非特异性(非免疫)防御功能、免疫防御功能、抗损伤保护功能、合成肺表面活性物质功能、水和溶质交换功能、筛滤清洁功能、内分泌功能、对生物活性物质的代谢功能、调节止血功能和储血库功能。此外,鼻腔的嗅黏膜是嗅觉感受器,喉是发音器官。

# 支气管"树"在肺内如何分支

主支气管通过肺门进入两肺,在肺门处,左、右主支气管分为次级支气管,进入肺叶称为肺叶支气管。左肺有上叶和下叶支气管;右肺有上叶、中叶和下叶支气管。肺叶支气管进入肺叶后,再继续分出第三级支气管,称肺段支气管。故称主支气管为1级支气管,肺叶支气管为2级支气管,肺段支气管为3级支气管。以后再经数级分支,整个支气管呈树状。

(1) 左主支气管及其主要分支:左支气管较细而长,长5 cm,直径为1.0~1.5 cm,与气管纵轴成40°~45°角。左侧支气管约在第六胸椎处进入肺门,分为上、下叶支气管。左上叶支气管首先分为2支即上支和舌支,上支再分为尖支、后支和前支,舌支分为舌上支和舌下支;左下叶支气管先向后外侧分出上段支气管,再分出前内侧基底段、外侧基底段和后侧基底段支气管,前内侧支气管又分为2支肺段支气管。

(2) 右主支气管及其主要分支:右支气管较短而粗,长2.5 cm,直径为1.4~2.3 cm,与气管纵轴的延长线成20°~30°

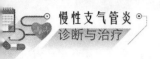
角,因此气管异物进入右侧的机会较左侧多见。右侧支气管约在第五胸椎下缘进入肺门,分为3支进入各相应的肺叶,即上叶、中叶和下叶支气管。右上叶支气管位于肺动脉右支的上方,起自有右主支气管的外侧壁,分出尖段支气管、后段支气管和前段支气管3支;右中叶支气管发自右支气管的前壁,分为内段和外段支气管;右下叶支气管是右主支气管的延续,先发出上段支气管,再分出内侧基底段、前基底段、外侧基底段和后基底段支气管。

总之,人的支气管(第一级)到肺泡约有24级分支。支气管经肺门进入肺,分为叶支气管(第二级),右肺3支、左肺2支。叶支气管分为段支气管(第三~四级),左、右肺各10支。段支气管反复分支为小支气管(第五~十级),继而再分支为细支气管(第十一~十三级),细支气管又分支为终末细支气管(第十四~十六级)。从叶支气管至终末细支气管为肺内的导气部。终末细支气管以下的分支为肺的呼吸部,包括呼吸细支气管(第十七~十九级)、肺泡管(第二十~二十二级)、肺泡囊(第二十三级)和肺泡(第二十四级)。支气管以下的这种分支管道,形状像树枝一样,称为支气管树。

## 呼吸系统结构与病变的关系如何

呼吸系统由呼吸道和肺两部分组成。呼吸道以喉环状软骨为界分为上、下两部分。

上呼吸道包括鼻、咽、喉。鼻是呼吸道的起始部,也是嗅觉器官,包括外鼻、鼻腔和鼻旁窦三部分。鼻腔由骨和软骨围成,内面是黏膜和皮肤;鼻腔黏膜分为嗅区和呼吸区,鼻黏膜的呼吸区含有丰富的毛细血管,能温暖、湿润吸入的空气。鼻旁窦可调节吸入空气的温度和湿度。咽是呼吸道和消化道的共同通道。喉上通咽,下续气管,可随吞咽或发音上下移动,它既是呼吸道,又是发音的器官,由数块喉软骨借关节和韧带构成支架,周围附有喉肌,内面是喉黏膜。鼻、咽、喉是空气进入肺的最初通道,它们有湿化、加温、净化空气的作用,它们如功能健全可以减少气管、支气管炎的发生。

下呼吸道包括气管和各级支气管。气管和支气管的管壁由黏膜、黏膜下层和外膜构成。黏膜由上皮和固有层构成,上皮由纤毛细胞、杯状细胞等构成,杯状细胞可以分泌黏液,纤毛以每分钟 1 000 次的速度向喉的方向摆动。黏膜下层主要有气管腺、血管、淋巴管、神经等,气管腺也可以分泌黏液。外膜由 C 形透明软骨和结缔组织构成。气管和支气管都是由 C 形软骨作支架,使管腔敞开、气流通畅。管壁里面覆盖有纤毛的黏膜能分泌黏液,又可以黏住吸入空气里的灰尘和细菌。黏膜上的纤毛不停地向喉部方向摆动,把黏液及其黏着的灰尘和细菌送向喉,继而以痰液的形式被咳出。

肺是呼吸系统的主要器官,由肺泡构成,是气体交换的场所。肺泡有五大特点。①数量多:肺泡总数约为 7.5 亿个。②面积大:将全部肺泡壁展开铺平总面积超过人体体表面积的 50 倍,可达 100 m²,这为气体交换创造了有利条件。③壁极薄:仅由一层薄的上皮细胞构成。④有弹性:肺泡壁外的弹性纤维使肺泡

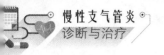

能回缩。当吸气时,肺泡被动扩张;呼气时,由于弹性纤维的回缩力量,使肺泡缩小,气体排出。由于肺泡具有弹性,有利于气体交换。⑤外有毛细血管网:肺泡外包绕着由毛细血管构成的毛细血管网,毛细血管与肺泡壁的上皮细胞紧贴在一起。肺泡壁和毛细血管壁共有 0.001 mm 厚。这么薄的膜适于气体在肺泡和血液之间进行交换,使氧从肺泡到毛细血管内,二氧化碳由毛细血管到肺泡。但严重慢性支气管炎或肺气肿的患者,肺泡的弹性减弱或消失,肺泡呈无功能的扩张状态,严重影响肺功能。

由于呼吸道与外界相通,在呼吸过程中,外界环境中的粉尘、各种微生物、有害气体、蛋白变应原等,皆可进入呼吸道及肺,引起各种疾病,但呼吸系统的特殊结构决定了呼吸系统有特殊的防御功能,所以一般情况下人体是不会发病的。呼吸系统的防御功能包括对吸入的空气有过滤、加温、湿润的作用;支气管黏膜的黏液纤毛运动以及咳嗽反射等,能排除异物和过多的分泌物,保持呼吸道的通畅;各级细支气管和肺泡中还可以分泌免疫球蛋白,其具有抗病原微生物的作用。各种原因导致的呼吸道防御功能减退都可以引起呼吸系统的疾病。

## 中医学对于"肺脏"的认识如何

中医学将呼吸系统称之为肺系,其主要包括鼻、咽、喉、气道(气管)、肺脏等组织器官,而肺乃肺系功能之主宰。

肺居上焦,位高近君,犹如宰辅,故称"相傅之官"。由于肺位较高,覆盖其他脏腑,故有"华盖"之称。《灵枢·九针论》:"肺者,五脏六腑之盖也。"又因肺叶娇嫩,不耐寒热,易被邪侵,故又称"娇脏"。《医贯·内经十二官·形影图说》称肺的形态为"喉下为肺,两叶白莹,谓之华盖,以覆诸脏,虚如蜂巢,下无透窍,故吸之则满,呼之则虚"。

肺在体合皮,其华在毛,其经脉起于中焦,下络大肠,与大肠经互为表里。肺的主要生理功能是主气,司呼吸以行清浊之气的交换,吸入之清气,积于胸中,参与宗气的生成,贯注心脉以运行全身,故有"肺为气之主"的说法。肺又主宣发、肃降,通调水道,宣降以输布气、津,使皮毛得以温养、濡润,水道得以通调,故又有"肺为水之上源"之说。

中医学将肺系的生理功能概括为以下几个方面。

(1)主气、司呼吸:气是构成和维持人体生命活动的最基本物质,它包括元气、宗气、营和卫气等。肺的主气功能包括主一身之气和呼吸之气。肺主一身之气,是指一身之气都归属于肺,由肺所主。《素问·五脏生成篇》说:"诸气者,皆属于肺。"肺主一身之气,首先体现于气的生成方面,特别是宗气的生成,主要依靠肺吸入的清气与脾胃运化的水谷精气相结合。因此,肺的呼吸功能健全与否,直接影响着宗气的生成,也影响着全身之气的生成。其次,肺主一身之气,还体现于对全身的气机具有调节作用。肺的呼吸运动,即是气的升降出入运动。肺有节律的一呼一吸,对全身之气的升降出入运动起着重要的调节作用。肺主呼吸之气,即指肺是体内外气体交换的场所,通过不断的呼浊吸清,吐故纳新,促进着气的生成,调节着气的升

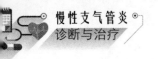

降出入运动,从而保证了人体新陈代谢的正常进行。肺主一身之气和呼吸之气,实际上都隶属于肺的呼吸功能。如果丧失了呼吸的功能,清气不能吸入,浊气不能排出,人的生命活动也就终结。所以说,肺主一身之气的作用,主要取决于肺的呼吸功能。

(2) 主宣发和肃降:所谓"宣发",即是宣布和发散之意,也就是肺气向上的升宣和向外周的布散。所谓"肃降",即是清肃、洁净和下降,也就是肺气向下的通降和使呼吸道保持洁净的作用。肺主宣发的生理作用,主要体现于三个方面:一是通过肺的气化,排出体内的浊气;二是将脾所传输的津液和水谷精微,布散到全身,外达于皮毛;三是宣发卫气,调节腠理之开合,将代谢后的津液化为汗液排出体外。肺主肃降的生理作用,主要体现于三个方面:一是吸入自然界的清气;二是将肺吸入的清气和由脾传输至肺的津液和水谷精微向下布散;三是肃清肺和呼吸道内的异物,以保持呼吸道的洁净。宣发与肃降正常,则气道通畅、呼吸调匀,体内外气体得以正常交换。如果两者的功能失去协调,就会发生"肺气失宣"或"肺失肃降"的病变,而出现咳、喘、哮等肺气上逆之证。

(3) 通调水道:肺主通调水道,是指肺的宣发和肃降运动对体内津液的输布、运行和排泄有疏通和调节的作用。《素问·经脉别论》说:"饮入于胃,游溢精气,上输于脾,脾气散精,上归于肺,通调水道,下输膀胱,水精四布,五经并行。"通过肺的宣发,水液向上、向外输布,布散全身,外达皮毛,代谢后以汗的形式由汗孔排泄;通过肺的肃降,水液向下、向内输送,而成为尿液生成之源,经肾蒸腾气化,将代谢后的水液化为尿贮存于膀胱,而后排出体外。由此,肺的宣发和肃降,不但能使水液运行的道路通畅,而且在维持机体水液代谢平衡中发挥着重要的调节作用。故有"肺主行水""肺为水之上源"之说。

(4) 朝百脉、主治节:所谓肺朝百脉,是指全身的血液都通过百脉会聚于肺,经肺的呼吸,体内外清浊之气进行交换,再将富含清气的血液通过百脉输送到全身。肺气的宣散和肃降使全身的血液通过百脉会聚于肺,则为向内;肺将血液通过百脉输送到全身,则为向外。也就是说,肺朝百脉的功能,是肺气的运动在血液循环中的具体体现。肺主治节,出自《素问·灵兰秘典论》:"心者,君主之官,神明出焉;肺者,相傅之官,治节出焉。"主要体现于四个方面:一是肺主呼吸,人体的呼吸运动是有节奏的一呼一吸;二是随着肺的呼吸运动,治理和调节着全身的气机,即是调节着气的升降出入运动;三是由于调节着气的升降出入运动,因而辅助心脏,推动和调节血液的运行;四是肺的宣发和肃降,治理和调节津液的输布、运行和排泄。

(5) 主魄:《素问·六节藏象论》:"肺者,气之本,魄之处也,其华在毛,其充在皮。"指出肺是人体一身之气的根本,魄的居所。中医学认为,"魄"是与人体的肺经相关联的,是肺气是否充足的体现,而"力"就关系到肾。"力"来源于肾,"魄"是肺的神,所谓有神,就是精足了以后的外在表现。"精气神"的"神",是指一个人的精和气足了以后的外在表现。所以,"有魄力"必定是肺气和肾气非常充足,也就是精气神足。

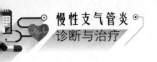

## 什么是慢性支气管炎

慢性支气管炎是指气管、支气管黏膜及其周围组织的慢性非特异性炎症。若病情缓慢进展，常并发阻塞性肺气肿，甚至肺动脉高压、肺源性心脏病。它是一种严重危害人们健康的常见病，尤以老年人多见。

慢性支气管炎人群患病率为4％，50岁以上的老年人患病率高达15％；北方发病率较南方高，农村发病率比城市高。

慢性支气管炎是多因素长期综合作用所致。呼吸道反复细菌、病毒感染是慢性支气管炎病变发展和疾病加重的重要原因；吸烟、工业粉尘、大气污染、过敏因素也常常是引起慢性支气管炎的原因。

慢性支气管炎临床表现以长期慢性咳嗽、咳痰或伴有喘息为特征。这种慢性咳嗽、咳痰或伴喘息，每年发作持续3个月或以上，连续2年或以上，排除其他心、肺疾病即可诊断。慢性支气管炎发病早期症状多不明显，不易引起人们注意，如果不积极治疗，随着病情的进展，可以并发阻塞性肺气肿，甚至是肺源性心脏病，这时致残率及致死率就会明显升高。

## 慢性支气管炎的致病因素有哪些

慢性支气管炎是多种因素长期综合作用的结果。其直接的病因目前尚未完全清楚,一般可将病因分为外因和内因两个方面。

1. 外因

(1) 吸烟:国内外研究均证明,吸烟与慢性支气管炎的发病和进展均有密切的关系。吸烟者慢性支气管炎的发病率是不吸烟者的2～8倍。烟雾中含有尼古丁、焦油、一氧化碳、氢氰酸等对呼吸道有害的物质,这些物质可以使呼吸道黏膜上皮的纤毛活动受到抑制、支气管杯状细胞增生、黏液分泌增多、肺泡中的吞噬细胞功能减弱。吸烟时间越长、烟量越大,慢性支气管炎的患病率就越高,戒烟可以使病情减轻。

(2) 感染因素:感染是慢性支气管炎发生、发展的又一重要因素,主要为细菌和病毒感染。常见的病毒为流感病毒、鼻病毒、黏液病毒、腺病毒、呼吸道合胞病毒等;常见的细菌为流感嗜血杆菌、肺炎链球菌、甲型链球菌、奈瑟球菌等。一般早期引起呼吸道感染的主要为病毒,病毒感染使呼吸道抵抗力下降,从而细菌易于侵入,继发细菌感染。感染与慢性支气管炎的发病有密切的关系,但是目前没有足够的证据来说明其为首发病因,只是认为慢性支气管炎继发感染是疾病进展的重要因素。

(3) 理化因素:刺激性烟雾、工业粉尘、大气污染(如臭氧、氯气、二氧化硫、二氧化氮等),均可损害呼吸道黏膜,减弱呼吸道黏膜的防御功能,引起慢性炎症。接触工业粉尘和有害气体的工人,其慢性支气管炎的患病率比无接触者的高。

(4) 气候:寒冷是慢性支气管炎发作的重要原因和诱因。气温突然降低时,可使呼吸道局部微小血管痉挛、缺血,血液循环

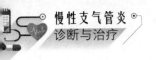
障碍,还可使黏膜上皮的纤毛变短、倒伏、脱落等,从而降低呼吸道的防御功能及影响分泌物的排出,易继发感染。

(5) 过敏因素:有许多抗原性物质,如尘埃、尘螨、细菌、寄生虫、真菌、花粉及化学气体等,都可成为过敏因素而致病。喘息型慢性支气管炎患者往往有过敏史,在患者的痰液中,嗜酸性粒细胞的数量及组胺含量均有增高倾向,说明部分患者发病与过敏因素有关。

2. 内因

(1) 呼吸道局部防御及免疫功能减低:正常人呼吸道具有完善的防御功能,对吸入的空气具有过滤、加温和湿润的作用;气管、支气管黏膜的纤毛运动、咳嗽反射等,能净化或排除异物和过多的分泌物;细支气管和肺泡中还分泌免疫球蛋白 A(IgA),有抗病毒和细菌作用,在正常情况下,使下呼吸道保持无菌状态。全身或呼吸道局部的防御及免疫功能减弱,可为慢性支气管炎发病提供内在的条件。老年人常因呼吸道的免疫功能减退、免疫球蛋白减少、呼吸道防御功能减退、单核吞噬细胞系统功能衰退等,致患病率较高。

(2) 自主神经功能失调:当呼吸道副交感神经反应增高时,对正常人不起作用的微弱刺激可引起患者支气管收缩痉挛,分泌物增多,而产生咳嗽、咳痰、气喘等症状。

综合上述因素,当机体抵抗力减弱时,气道在不同程度敏感性的基础上,有一种或多种外因的存在,长期反复作用,可发展成为慢性支气管炎。如长期吸烟损害呼吸道黏膜,加上抗原微生物的反复感染,可发生慢性支气管炎,甚至发展成慢性阻塞性肺气肿或慢性肺源性心脏病。

## 诱发慢性支气管炎的情况有哪些

年龄较大、气候条件寒冷、营养状况差、居住条件差等,是诱发慢性支气管炎发病的主要因素。

(1) 年龄:随着年龄的增长,人体与致病因子(如吸烟、微生物感染和空气污染物)的接触时间也越长。就算是正常人,年龄越大,气管、支气管、细支气管等呼吸道的防御功能也逐渐减弱,肺功能也会减退,全身对微生物的免疫力也日渐降低。例如,年轻人偶尔感冒,即使不治疗,只要注意多休息、多饮水,1周左右也会自然痊愈;而老年人患感冒或上呼吸道感染时,若不积极抗感染治疗,几天后,咳出的痰就可能由白色转变为黄色,这表示感染已延及下呼吸道,发生了急性支气管炎,甚至是肺炎。全国慢性支气管炎普查也证明,随着年龄的增长,慢性支气管炎的患病率逐渐增高:14岁及以上人群的慢性支气管炎平均患病率是4%,而50岁以上人群就升高到15%了。

(2) 气候条件:慢性支气管炎的患病率随气温的降低而升高。急性支气管炎或慢性支气管炎的急性发作发生于每年10月后到次年3月这个时间段最多。北方的平均气温比南方低,所以北方地区慢性支气管炎的患病率比南方地区要高。日夜温度差别越大,慢性支气管炎的发病率也越高,譬如山区比平原的日夜温差大,慢性支气管炎在山区的发病率就更高。取暖条件差或

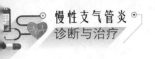
无取暖条件的南方地区,虽然冬天气候不如北方冷,但室内温度较室外温度更低,居民容易患急、慢性支气管炎。

(3) 营养条件:营养条件差,蛋白质(肉、蛋、鱼、豆制品)摄入不足,就会使血液中的蛋白质(包括白蛋白、球蛋白)含量低,结果造成抵抗微生物的抗体形成不足,对微生物的抵抗能力降低,进而导致全身免疫力降低,就容易发生急、慢性支气管炎。人体缺乏维生素,特别是缺乏维生素 A 及维生素 D,可使呼吸道抵抗力减退,也容易患支气管炎。所以,慢性支气管炎的发病率,发展中国家可能比发达国家要高。

(4) 居住条件:住房拥挤、开窗通风少的居民,慢性支气管炎的患病率可能较高。因为如果在同一个房间有感冒、上呼吸道感染、慢性支气管炎急性发作或肺炎的患者,这个人在咳嗽时,致病的微生物可通过飞沫传染给周围的人。这是居室拥挤、开窗通气较少的居民易患慢性支气管炎的原因。

## 慢性支气管炎的发病情况如何

慢性支气管炎是指气管、支气管黏膜及其周围组织的慢性非特异性炎症。临床主要表现为慢性咳嗽、咳痰或伴喘息,严重时并发阻塞性肺气肿、肺源性心脏病、呼吸衰竭等,是目前最常见的慢性肺部疾患。慢性支气管炎以老年人多见,我国 50 岁以上的老年人发病率为 15%~30%,故又称"老慢支"。

20 世纪 70 年代以来我国对慢性支气管炎进行过多次大规

模的流行病学调查。14 岁及以上的人群慢性支气管炎的患病率大约为 4%，而 50 岁以上的人群患病率为 15%，某些地区患病率甚至更高。近年来，随着我国人口老龄化及大气污染的加重，慢性支气管炎的患病率有上升的趋势，严重影响患者本人的身体健康及生活质量，给家庭和社会带来巨大的经济负担。

## 慢性支气管炎有何危害

慢性支气管炎患者由于呼吸道局部抵抗力减弱，易反复发生细菌感染。正常人下呼吸道是无菌的，但在慢性支气管炎患者的下呼吸道中，无论是在缓解期还是在急性发作期，均有细菌生长或定植。普通感冒或上呼吸道感染对正常人来说也许影响不大，但对慢性支气管炎的患者来说可能就会引起严重的问题。

慢性支气管炎的初期，症状一般不重，对患者身体的影响不明显，常被忽视。待病情进一步发展为阻塞性肺气肿，肺功能受损，病情严重可进一步发展成为肺源性心脏病，此时病残率和病死率就会显著增加。慢性肺源性心脏病 85% 是由慢性支气管炎和阻塞性肺气肿发展而来的。

慢性支气管炎由于病情反复，迁延不愈，影响患者的健康、工作及生活，导致患者的生活质量下降，病情进展到最后可影响患者的自主独立生活能力。这不仅给患者本人带来痛苦，也给家庭和社会带来经济负担。

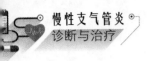

# 大气污染与慢性支气管炎的关系如何

　　地球表层的大气、水、土、岩石、生物等一切自然因素的总和构成了人类生存的自然环境。地球表层的大气,主要由氮气和氧气组成,而氧气又是人体必不可少的。大气是人类生存的重要环境之一,大气的成分正常是保持人体正常功能和保证健康的必要条件。当大气受到污染时,大气中有害物质侵入呼吸道,也可以引起支气管炎。大气污染往往以渐渐变化的形式发生,为一般人所难以觉察,但任其发展,后果有可能非常严重。

　　大气污染物的种类繁多,约有100种。其中主要有粉尘、一氧化碳、二氧化硫、硫化氢、烃类、氨等。一般情况下,粉尘与二氧化硫约占40％,一氧化碳占30％,其他类占30％。由于呼吸道黏膜与空气接触机会最多,大气污染对身体的危害也以呼吸道最为显著。有人把由大气污染所引起的一系列呼吸道疾病称为"环境性肺病"。

　　大气污染物中,以二氧化硫的危害最为突出。二氧化硫的浓度无论大小对呼吸道都有刺激,当二氧化硫的浓度不太大时,可刺激眼睛和呼吸道黏膜,引起眼睛及呼吸道不适;当浓度大时,则对呼吸道有强烈的刺激和腐蚀作用,引起呼吸道的病变。有资料表明,空气中二氧化硫浓度超过每立方米 $1\ 000\ \mu g$ 时,气管炎、支气管炎急性发作显著增多。硫酸烟雾对呼吸道的慢性刺激也可引起气管、支气管炎。长期吸入低浓度氯化氢、氯气、二氧化氮及粉尘等,均可造成支气管黏膜糜烂、纤毛脱落、腺体分泌增多,甚至发生支气管痉挛,形成支气管炎。长期接触工业刺激性粉尘和有害气体的工人,气管炎、支气管炎的患病率远比其他人群为高。

近年来的灰霾天气所含的小分子气溶胶颗粒以及气溶胶所附着的有害物质,也是引起急、慢性支气管炎的重要因素。PM2.5是指大气中直径小于或等于$2.5 \mu m$的颗粒物,也称为可入肺颗粒物,是国际上监测空气污染程度的重要指数。PM2.5最主要的来源是人为产生的,煤炭、石油及其他矿物燃烧产生的工业废气以及机动车产生的尾气,包括散播到空气中的灰尘、硫酸、硝酸、有机碳氢化合物等粒子,经过一系列光化学反应形成的二次污染物。PM2.5成分复杂,在其颗粒气溶胶上往往附着有毒、有害物质,如果吸附了致癌物质就有致癌效应,如吸附了二噁英就有生殖危害,要是吸附了重金属就有重金属的危害。相较于大分子物质会被人体的上呼吸道防御屏障所阻挡,PM2.5这些直径较小的气溶胶颗粒能轻易穿过鼻腔、咽喉、气管等大气道,直接进入肺部及其周围细支气管,约$50\%$将会沉积下来,其上附着的有毒、有害物质就会被释放,损伤肺部组织,破坏免疫屏障,甚至还会通过肺泡上皮渗透入血液,影响心血管系统,从而引发肺部炎症、肺癌、哮喘、心脏病等多种疾病,被人们调侃成影响健康的"空中杀手"。

所以说,空气污染是支气管炎发病的重要原因。

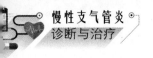
## 引起慢性支气管炎发作的过敏性物质有哪些

慢性支气管炎分为单纯型和喘息型。慢性支气管炎喘息型多有过敏史,生活中有许多抗原性物质,如尘埃、尘螨、细菌、寄生虫、真菌、花粉及化学气体等,都可成为过敏因素而致病。患者的痰液中,嗜酸性粒细胞的数量及组胺含量均有增高倾向,说明部分患者发病与过敏因素有关。因此,可利用患者痰液中嗜酸性粒细胞的数量及组胺含量作为慢性支气管炎的分型及疗效判定的参考。

## 为什么吸烟与慢性支气管炎发病关系密切

根据流行病学调查证明,吸烟与慢性支气管炎的关系密切,在吸烟的人群中,慢性支气管炎的发病率是不吸烟者的2~8倍。据统计,每日吸烟量40支以上者,慢性支气管炎的患病率高达75.3%,而且吸烟的时间越长、吸烟的量越大、吸烟越频繁,其影响就越大。

烟草中含有若干种对人体有不良影响的物质。吸烟对呼吸道的危害主要表现为:

(1)长期吸烟者的肺功能较正常同龄人减退得快,烟草中的尼古丁等物质,可刺激交感神经,引起气管、支气管血管内膜损害,并使得支气管黏膜充血、水肿,气流阻力增大。

（2）烟草中的有些物质可以刺激支气管黏膜,使黏液腺肥大、增生,炎症导致黏液分泌增多,产生大量的痰液。

（3）吸烟能使肺泡中吞噬细胞的吞噬功能降低,直接导致呼吸道的防御功能减退,使病原微生物获得感染支气管的机会。

（4）吸烟还可以影响支气管黏膜纤毛的运动,使纤毛运动减弱,呼吸道得不到及时的清理,使病原微生物得以在呼吸道停留、繁殖,促进了慢性支气管炎的发生、发展。

吸烟不但对吸烟者本人有害,而且对周围的人也有害。不吸烟的人吸入被烟草的烟雾污染的空气,称为被动吸烟。越来越多的研究证实被动吸烟与呼吸道疾病也有关系。

## 吸烟对人体会产生哪些危害

烟草,从 15 世纪 90 年代西班牙探险家哥伦布在"发现新大陆"的传奇之旅中无意间从美洲印第安人那里带回,到 1934 年中国留学生吕富华揭示烟草致癌的医学论文发表于德国著名的《法兰克福病理杂志》,成为世界上最早揭示烟草含有致癌物质的文章几百年中,几多欢喜几多忧。1950 年相继有 5 项（美国 4 项,英国 1 项）吸烟与健康的重要研究成果问世。近 40 年全球共 5 万多份研究报告证实吸烟有害健康。其中有代表性的是 1950 年、1960 年和 1970 年在美国、瑞典、日本、加拿大和英国开展的对吸烟和非吸烟者患病和死亡率的长期观察。

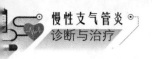

目前最具权威的评估结论是世界卫生组织（world health organization，WHO）下属的国际癌症研究中心（International Agency for Research on Cancer，IARC）的专题报告"Tobacco Smoking and Tobacco Smoke"（吸烟和烟草烟雾）中的阐述：有充分的证据表明吸烟对人类可导致癌症——肺，口腔，鼻、鼻腔和鼻窦，喉，食管，胃，胰腺，肝，肾实质和肾盂，尿道，膀胱，子宫颈，骨髓白血病性贫血。报告中还指出：烟草烟雾及其浓缩物的致癌性在试验动物中有充分的证据；主动吸烟和被动吸烟与许多非癌疾病已建立了明确的因果关系，包括慢性阻塞性肺疾病和心血管疾病。1998 年 WHO 将烟草依赖作为一种疾病列入国际疾病分类（ICD10，F17.2），确认烟草是目前对人类健康的最大威胁。2002 年 WHO 在世界卫生报告中指出，"烟草使用是全球 1/10 成年人死亡的罪魁祸首"。

## 为什么吸烟会成瘾

有研究表明尼古丁是引起烟草频繁使用的主要药理因素，即尼古丁具有成瘾性。尼古丁依赖具有药物成瘾的全部特征，是一种明确界定的神经精神疾病。到目前为止追究烟草危害真凶的研究源源不断，至今发现烟焦油（俗称"烟油"）是烟气中最重要的有害物。其实，究竟是烟草中的尼古丁危害大还是烟草中的焦油、一氧化碳等有害物质的致癌性大并不重要，专家学者认为在吸烟的时候，根本就没有办法把尼古丁和焦油、一氧化碳等有害物质截然分开。

当吸烟者吸烟时,尼古丁以烟为载体进入体内,90%的尼古丁在肺部被吸收,其中 1/4 的量在几秒内即进入大脑。尼古丁迅速作用位于脑腹侧被盖区的 $\alpha_4\beta_2$ 受体,受体被激活,释放一种叫作"多巴胺"的物质,让人脑产生各种愉悦感受。但是,尼古丁很容易被排出体外,随着尼古丁量在体内的减少,多巴胺的分泌水平迅速下降,吸烟者就会感到烦躁、不适、恶心、头痛并渴望补充尼古丁。而一旦得到了尼古丁补充,多巴胺再次迅速释放,吸烟者再次感觉愉悦,便在大脑中形成了一个对尼古丁依赖的"奖赏回路"。另外,大脑长期处于被尼古丁激活的状态,逐渐降低对尼古丁的敏感反应,造成吸烟者对尼古丁的需要量越来越大。这就是吸烟者的烟量会随着烟龄的增长而不断增大的原因。

烟草依赖是一种药物依赖,吸烟者的生理和心理奖赏增加了行为的反复性。戒烟过程不仅要克服生理依赖,还要克服心理依赖和改变行为习惯。个体、家庭以及广泛的社会环境之间复杂的相互作用关系是尼古丁成瘾发生机制的关键。与尼古丁成瘾相关的复杂因素包括可传递的因子(如遗传因素,可传递的生物、社会及文化因素)和不可传递的生物及社会因素等。目前,已有很多研究致力于寻找尼古丁成瘾易感基因,这些易感基因包括:与尼古丁代谢相关的易感基因如细胞色素 P450 家族、神经递质及受体有关的候选基因、与神经递质代谢有关的酶基因、与神经递质合成有关的酶基因、阿片受体基因及尼古丁受体基因等。

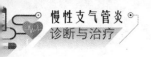

# 目前有哪些戒烟方法

烟草依赖是一种高复发性疾病,戒烟是一个过程。根据目前常用的控戒烟方法,大体整理分类为:原动力下的自主戒烟法(如顿悟戒烟、快乐/轻松戒烟等)、外力依赖型的援助戒烟法[如尼古丁替代疗法(nicotine replacement therapy,NRT)、相关药物配合戒烟法、心理行为干预、医生建议帮助下戒烟、政府措施干预等]、互助式戒烟法(如伙伴戒烟、戒烟俱乐部等)。

2000年和2008年美国公共卫生署颁布的有关烟草使用和依赖治疗临床实践指南推荐7种用于戒烟药物治疗的一线药物有:5种尼古丁替代疗法的相应制剂(尼古丁咀嚼胶、尼古丁吸入剂、尼古丁口含片、尼古丁鼻喷剂和尼古丁贴剂)、盐酸安非他酮和酒石酸伐尼克兰。

中国2005年加入《烟草控制框架公约》,在《中国戒烟指南》(2007年版)指导下,中国疾控中心选定成都、北京、上海、武汉等6个城市的30家医院,进行全国首批"戒烟门诊"试点,推行《戒烟门诊操作指南》。国内烟民中,目前大部分选择干戒(即通过意志力戒烟,不用药物辅助),采用药物戒烟的理念远未深入人心。

# 哪些人易患慢性支气管炎

慢性支气管炎是一种常见病、多发病,如不及时治疗,可以发展为阻塞性肺气肿、慢性肺源性心脏病等重大疾病,甚至可能危及生命。具有下面这些特点的人群易患慢性支气管炎。

(1)长期大量吸烟者:现代医学研究证明,吸烟是慢性支气管炎的主要病因之一。烟草中含有的很多有害物质,对人体呼吸道有直接或间接的损害作用。有研究证明,开始吸烟的年龄越早、吸烟时间越长、吸烟量越大,慢性支气管炎的患病率越高,然而戒烟可延缓病情发展,甚至可以使病情减轻。

(2)营养摄入不足者:调查显示,营养条件差的人群比营养好的人群患支气管炎的概率大。特别是蛋白质(肉、蛋、鱼、豆制品)摄入不足的人,血液中的蛋白(白蛋白、球蛋白)含量低,产生的抗体不足,全身包括呼吸道的免疫力就会下降。这类人群容易反复感冒或反复呼吸道感染,呼吸道的感染迁延不愈,就易形成慢性支气管炎。

(3)长期接触工业粉尘和(或)放射性物质者:如纺织、木材、煤矿、造纸、化工工厂的工作人员以及长期接触放射线的人员,这些工业粉尘和(或)放射性物质长期作用,可破坏气管、支气管黏膜,引起慢性支气管炎。

(4)生活在寒冷地区者:寒冷对呼吸道黏膜是不良刺激,且寒冷地区的居民会减少外出的时间,长时间待在室内,如果通风

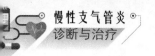
不良,空气质量也会下降,对呼吸道不利,易造成慢性支气管炎。所以我国北方地区慢性支气管炎的发病率较南方为高。

## 慢性支气管炎为何容易在冬季发病

在冬季,寒冷的气候常使人体血液中的淋巴细胞数量相对减少,免疫能力随之低下,机体整体抵抗力降低;加之寒流侵袭及气压变化,可以导致支气管黏膜的血液循环障碍,平滑肌痉挛,呼吸道分泌物排出困难;同时自北方而来的冷空气,往往携带着较多颗粒、灰尘、过敏源等物质,直接刺激、破坏呼吸道黏膜。呼吸道局部黏膜免疫屏障的破坏,都为病毒或细菌的入侵创造了条件。因此,慢性支气管炎患者往往在冬季发病,尤其是老年人常因受凉感冒引起慢性支气管炎的急性发作。

## 慢性支气管炎发病与年龄有何关系

慢性支气管炎发病年龄多为 40 岁以上,随着年龄的增大,人体的各个系统都有不同程度的退化,呼吸系统表现为呼吸道的防御功能减退,因此发病率增加。普通的感冒对年轻人也许没什么太大的影响,一般 7 日左右即使不治疗也可以痊愈,但是对于老年人,由于性腺及肾上腺皮质功能减退,应激能力减退,呼吸道防御功能退化,就可能会发展为慢性支气管炎。

## 如何判断慢性支气管炎病情的轻重

慢性支气管炎是以长期反复发作的咳嗽、咳痰或伴有喘息为特征的疾病。由于缺少化验的客观指标，因此判定慢性支气管炎的病情轻重，主要是根据患者咳嗽、咳痰以及喘息的轻重程度。

慢性支气管炎根据有无喘息的症状可分为两型：单纯型和喘息型。

单纯型慢性支气管炎根据咳嗽、咳痰症状的严重程度可以分为轻度、中度和重度。常有咳嗽，但不影响工作及睡眠，24小时咳痰量在50 ml以下为轻度；咳嗽较多，但不影响睡眠，24小时咳痰量在50~100 ml为中度；昼夜咳嗽频繁，影响日常工作和睡眠，或24小时咳痰量大于100 ml为重度。

喘息型慢性支气管炎一般咳嗽、咳痰、喘息、哮鸣音4种临床表现同时存在，但以喘息为主。因此喘息型慢性支气管炎的患者根据喘息的程度可分为轻度、中度、重度。患者在安静时喘息明显，不能平卧者为重度；安静时喘息较轻，仅早晚喘息加重，夜间尚能平卧者为中度；安静时无喘息，而早晚有喘息发作者为轻度。

## 如何看待咳嗽的正面和负面作用

咳嗽是机体的防御反射，有利于清除呼吸道分泌物和有害

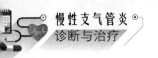

因子,但频繁剧烈的咳嗽会对患者的工作、生活和社会活动造成严重的影响。

当异物、刺激性气体、呼吸道内分泌物等刺激呼吸道黏膜内的感受器时,冲动通过传入神经纤维传到延髓呼吸中枢,由咳嗽中枢发出冲动,经传出神经到声门和胸部呼吸肌,引起咳嗽反射。咳嗽反射包括短促的吸气,声门和会厌关闭,呼吸肌猛烈收缩,向上冲击,使肺内高压的气体突然喷射而出,遂将呼吸道内的异物或分泌物排出。咳嗽是呼吸系统疾病最常见的症状之一,是人体为从气道排出异物的一种防御性反射,具有保护作用;咳嗽也是最常见的病理症状之一,频繁、剧烈的咳嗽,不仅影响休息和睡眠,消耗体力,还可能引起肺泡壁的弹性组织破坏,诱发阻塞性肺气肿,而使咳嗽失去保护性意义。剧烈的咳嗽会引发气胸、晕厥、肋骨骨折等并发症,甚至危及生命。

## 慢性支气管炎能不能治愈

慢性支气管炎临床上以反复咳嗽、咳痰或伴有喘息症状为特征,症状每年至少持续 3 个月,且连续 2 年及以上。

慢性支气管炎的早期症状多轻微,多在冬季发病。随着病情的进展可以逐渐发展成阻塞性肺气肿、肺源性心脏病等,严重影响患者的生活质量。慢性支气管炎的病程较长,一般引起患者重视时,疾病就已经过了早期阶段,不易彻底康复。但患者可以通过认真治疗预防反复急性发作,延缓病情的进展。所以若在早期防治得当,其临床症状是可以控制的,到了晚期则不易彻底康复。

慢性支气管炎的病理变化主要表现为:黏膜上皮的纤毛倒伏、脱失;上皮细胞变性、坏死、脱落;杯状细胞增多,并可发生鳞状上皮化生;黏液腺肥大、增生,分泌亢进;浆液腺发生黏液化;管壁充血,淋巴细胞、浆细胞浸润;管壁平滑肌束断裂、萎缩;软骨变性、萎缩、钙化或骨化。病变主要累及大、中支气管,但各级支气管均可受累。如果慢性支气管炎出现了病理学改变,特别是黏膜下层出现了炎症改变,是不能彻底治愈的。

## 慢性支气管炎的转归与预后如何

慢性支气管炎是支气管及其周围组织的慢性非特异性炎症,多见于老年人。其早期症状轻微,多在冬季发病,春暖后缓解。在疾病的早期针对不同的病情,通过合理治疗、饮食调养、身体锻炼或改变生活环境,有些患者是可以治愈的。

但是老年人因为免疫功能减退、性腺及肾上腺皮质功能退化、应激能力降低、呼吸道防御功能减退等原因,加之烟雾、粉尘、过敏物质等长期刺激及病原微生物引起的反复感染等,病情可以逐渐加重,咳嗽、咳痰、喘息的症状会不分季节常年存在,且在秋冬寒冷时加剧。如果患者不积极治疗,任由疾病发展,病变累及肺脏,就会引起肺内残气量增多,肺泡弹性减退、膨胀破裂,肺泡通气不足,弥散功能减退,就可形成肺气肿。慢性支气管炎

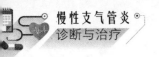

发展成肺气肿是一个慢性过程,一般要经过 6 年以上时间。肺气肿逐渐加重时,可以出现低氧血症和酸中毒,前者可导致肺小动脉痉挛,后者可导致继发性红细胞增多和血黏稠度增高等。这些因素均可导致肺循环阻力增加、肺动脉高压,右心负荷增加,发生右心室肥厚扩大,发展为肺源性心脏病。

　　总之,慢性支气管炎是反复发作、逐渐加重的过程,晚期可出现肺气肿、肺动脉高压,甚至肺源性心脏病。早期防治,能尽可能阻止其发展,减少慢性支气管炎的复发。如治疗得当,患者可望痊愈或明显延缓病情,提高生活质量;如治疗不得当,患者可能逐渐丧失工作、生活能力,甚至死亡。

## 慢性支气管炎能用药物预防吗

　　慢性支气管炎的发生与吸烟、感染、理化、气候、过敏、呼吸道抵抗力减退等因素有关。到目前为止,还没有哪一些或哪一种药物能用来预防慢性支气管炎。对于没有患慢性支气管炎的人群,可以通过下面几个措施防止发生慢性支气管炎。

　　(1) 尽量避免接触上述致病因素。

　　(2) 预防感冒、咽炎等上呼吸道感染,积极治疗上呼吸道感染及急性支气管炎等呼吸道疾病。

　　(3) 合理膳食,增加营养,加强体育锻炼。

　　对于已患有慢性支气管炎的患者来说,发作期宜积极进行药物治疗;缓解期宜适当进行体育锻炼,增强体质,提高机体抵抗力,防止复发。

慢性支气管炎的患者平时应注意自觉戒烟,尽量避免和减少各种诱发因素。

中医中药通过辨证论治,在急性期可以控制症状、缩短病程;在缓解期可以通过补肺、健脾、益肾的方法,减少复发,改善生活质量,延缓呼吸衰竭的发生。其中穴位敷贴、穴位注射、膏方调补、呼吸气息锻炼等方法,都被证实确切有效。

## 支气管炎和哮喘是一回事吗

支气管炎和哮喘是两种较常见的呼吸道疾病,两者的症状表现有部分相似之处,但两者的发病机制、病理变化、遗传性、治疗原则和治疗方法、预后转归却截然不同,应予以区分。

支气管炎是多由细菌、病毒、粉尘等引起的支气管炎症,有时也有哮鸣音、气短等表现,其炎症的核心细胞是中性粒细胞、单核细胞,不具有遗传性。急性支气管炎的治疗有:①适当休息,注意保温,多饮水;②镇咳、祛痰、解痉平喘等对症治疗;③积极抗感染治疗。慢性支气管炎急性发作期和慢性迁延期应以控制感染和祛痰止咳为主,伴有喘息的,应用解痉平喘治疗;缓解期以加强锻炼、增强体质,提高机体抵抗力,预防复发为主。

哮喘多是在支气管反应性增高的基础上,由过敏源引起的一种发作性、可逆性、慢性气道炎症性的呼吸道疾病,主要表现

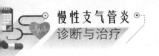

为咳嗽、气喘、哮鸣音等。其炎症的核心细胞是嗜酸性粒细胞、肥大细胞和淋巴细胞,具有一定的遗传性。哮喘的治疗抗生素是无效的,常用的药物有:①$\beta_2$受体激动剂,有舒张支气管平滑肌、稳定肥大细胞膜的作用;②茶碱类药物,有舒张支气管平滑肌、兴奋呼吸中枢、兴奋呼吸肌等作用;③抗胆碱药物,有松弛气道平滑肌的作用;④糖皮质激素,是对气道反应炎症作用最强的消炎剂;⑤白三烯调节剂,有抑制肥大细胞和嗜酸性粒细胞炎症介质释放、减轻支气管痉挛的作用。

## 慢性支气管炎会传染吗

慢性支气管炎是一种常见的慢性呼吸系统疾病,主要表现为长期慢性咳嗽、咳痰或伴喘息,多见于老年人,在秋冬季节发病率增多。有人认为慢性支气管炎会传染,其实这种观点是不正确的。慢性支气管炎本身不是传染病,因为它没有传染病的基本特征,即传染源、传播途径、易感人群,因此它不会传染。但当慢性支气管炎伴有铜绿假单胞菌、克雷白杆菌、金黄色葡萄球菌等毒力较强且容易耐药的细菌感染时,患者的痰中带有这些细菌。患者将痰排出时也将这些细菌排出,形成气溶胶而污染周围空气环境,这对机体抵抗力较弱的人是一种威胁。这类人群接触被污染物就容易感染上这种细菌,但不能因此认为慢性支气管炎会传染。

## 慢性支气管炎会发展成肺气肿吗

肺气肿是指终末细支气管远端(呼吸细支气管、肺泡管、肺泡囊和肺泡)的气道弹性减退,过度膨胀、充气和肺容积增大,或同时伴有气道壁破坏的病理状态。

慢性支气管炎可发展成肺气肿,这是一个缓慢的过程,一般需6年以上的时间。慢性支气管炎反复发作,使支气管黏膜肿胀、管壁肥厚、管腔狭窄,分泌物增多变稠,造成气道的不完全阻塞。吸气时气体容易进入肺泡,呼气时支气管缩小和陷闭,阻碍肺泡内气体排出,使气体潴留在肺泡内,引起肺泡充气过度。支气管和肺的反复炎症,使一些炎症细胞释放蛋白分解酶增加,损害肺组织、肺泡壁;持续性肺泡过度充气,加之肺泡壁本身结构的损伤,可使肺泡破裂,多个肺泡融合成肺大泡,随着疾病的进展,受损的范围扩大,就形成肺气肿。

## 慢性支气管炎会导致慢性肺源性心脏病吗

慢性肺源性心脏病简称肺心病,是由肺组织、肺动脉血管或胸廓的慢性病变引起的肺组织结构和功能的异常,造成肺血管阻力增加,肺动脉压力增高,使右心扩张、肥大,伴或不伴右心衰竭的心脏病。

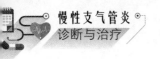

　　慢性支气管炎可发展为肺心病。由慢性支气管炎并发肺气肿直至发展为肺心病是一个慢性过程,一般需要6～10年时间。慢性支气管炎引起肺气肿后,肺泡内压力增加,造成毛细血管腔受压,肺循环阻力增加。长期缺氧可引起肺小血管反射性痉挛,使肺动脉内的压力升高,肺动脉的压力增加可加重右心室的负荷,右心室为了克服阻力,就会肥大、扩张,或伴发生右心衰竭,形成肺源性心脏病。

## 慢性支气管炎会导致肺癌吗

　　有人认为慢性支气管炎会导致癌症,这种观点是不正确的。虽然很多肺癌患者有过慢性支气管炎病史,但是慢性支气管炎并不会直接导致肺癌。

　　慢性支气管炎是以黏膜上皮细胞化生,杯状细胞显著增加,黏膜腺体增生、肥大、分泌亢进,以及支气管壁纤维组织增生、软骨变薄、管腔狭窄为主要特征的呼吸道病变,与癌症并无转化关系,因而慢性支气管炎本身不会导致肺癌。

　　虽然慢性支气管炎并不直接导致肺癌的发生,但是如果是由吸烟所致的慢性支气管炎,就可能合并支气管肺癌。吸烟量越大、时间越长,发生肺癌的可能性也就越大,因为烟焦油既可导致慢性支气管炎,又可导致肺癌。40岁以上的人群既是慢性支气管炎又是肺癌的高发群体。患有慢性支气管炎特别是伴有长期吸烟的患者,如果逐渐出现呼吸困难加重,咳嗽的性质发生改变、痰中带血，甚至咯血，就要及时就医，排除肺部恶性疾病的可能，采取积极的治疗措施，延缓病情的进展。

# 什么是慢性阻塞性肺疾病 ⊃━━

慢性阻塞性肺疾病（简称慢阻肺，chronic obstructive pulmonary disease，COPD）是常见的呼吸系统疾病，是一种慢性气道阻塞性疾病的统称，主要指具有不可逆性气道阻塞的慢性支气管炎和肺气肿两种疾病。慢性阻塞性肺疾病（COPD）是一种具有气流受限特征的可以预防、可以治疗的疾病，气流受限不完全可逆、呈进行性发展，与肺部对香烟烟雾等有害气体或有害颗粒的异常炎症反应有关。慢阻肺主要引起肺脏，但也可引起全身（或称肺外）的不良反应。肺功能检查对明确是否存在气流受限有重要意义。在吸入支气管舒张剂后，如果1秒用力呼气容积占用力肺活量的百分比（$FEV_1/FVC\%$）＜70％，则表明存在不完全可逆的气流受限。

现代意义上的慢阻肺，包含了以往慢性支气管炎和阻塞性肺气肿两种疾病概念，当慢性支气管炎、阻塞性肺气肿患者发展到了气流不完全可逆性阻塞阶段时，就称为慢性阻塞性肺疾病。

慢阻肺的主要表现：

（1）慢性咳嗽。常为首发症状，初期为间断性咳嗽，常晨间咳嗽明显，病情进展则早晚或整日均可有咳嗽，夜间咳嗽常不显著。

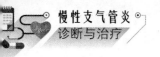

（2）咳痰。一般为白色黏液或浆液性泡沫痰，清晨排痰较多，合并感染时痰量增多，可有脓性痰。

（3）气短或呼吸困难。是慢阻肺的标志性症状，早期在劳累时出现，后逐渐加重，严重时日常活动甚至休息时也感气短。

（4）喘息和胸闷。部分患者，特别是重度患者或急性加重时可出现喘息、胸闷。

（5）全身症状。体重下降、食欲减退、营养不良，外周肌肉萎缩和功能障碍，精神抑郁和(或)焦虑等。

慢阻肺的体征：早期常无异常体征，随着疾病进展出现阻塞性肺气肿的体征。如视诊桶状胸，呼吸运动减低，触觉语颤减弱，叩诊呈过清音，肺下界下移，听诊呼吸音减弱，呼气延长。并发感染者肺部听诊可有湿啰音。

实验室和辅助检查：

（1）肺功能检查。$FEV_1/FVC$ 是慢阻肺的敏感指标，$FEV_1\%$ 预计值是中、重度气流受限的指标。

（2）胸部 X 线检查。早期胸部 X 线片可无异常表现，随着病情进展可出现两肺纹理增多、紊乱，合并肺气肿者可见胸廓前后径增长，肋间隙增宽，肺野透亮度增高。

（3）血气分析。对确定发生低氧血症、高碳酸血症、酸碱平衡失调、呼吸衰竭的患者有重要价值。

（4）其他。合并细菌感染时，血白细胞升高，中性粒细胞百分比增加，痰培养可检出病原菌。

慢阻肺应与支气管哮喘、支气管扩张、肺结核、肺癌等疾病进行鉴别诊断。

# 慢性支气管炎、肺气肿、哮喘与慢性阻塞性肺疾病的关系如何

慢性阻塞性肺疾病与慢性支气管炎有密切的关系。慢性支气管炎是指气管、支气管的慢性、非特异性炎症。如患者每年咳嗽、咳痰达 3 个月以上，连续 2 年或更长，并排除其他已知原因的慢性咳嗽，可以诊断为慢性支气管炎。当慢性支气管炎患者肺功能检查出现气流受限并且不完全可逆时，诊断为慢性阻塞性肺疾病。

肺气肿则指肺部终末细支气管远端的气道弹性减退，气腔出现异常持久的扩张，并伴有肺泡壁和细支气管的破坏而无明显的肺纤维化。如患者有慢性支气管炎合并肺气肿，肺功能检查出现不能完全可逆的气流受限时，则可诊断为慢性阻塞性肺疾病。临床上，慢性支气管炎和肺气肿是导致慢性阻塞性肺疾病的最常见的疾病。积极预防和治疗慢性支气管炎和肺气肿，有助于减少慢性阻塞性肺疾病的发生和延缓疾病的进展。

虽然哮喘与慢阻肺都是慢性气道炎症性疾病，发作时都存在有气流阻塞，但两者的发病机制不同，临床表现以及对于治疗的反应性也有明显差异，故目前认为哮喘与慢阻肺是两种疾病。大多数哮喘患者的气流受限具有显著的可逆性，是其不同于慢阻肺的一个关键特征。但是，部分哮喘患者随着病程延长，可出

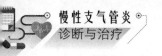
现较明显的气道重塑,导致气流受限的可逆性明显减小,临床难以与慢阻肺相鉴别。慢阻肺和哮喘也可以发生于同一个患者,而且这两者都是常见病、多发病,这种概率并不低。

## 小儿也会患慢性支气管炎吗

　　慢性支气管炎是成人中常见的慢性呼吸道疾病,但是需要注意的是,小儿也会得慢性支气管炎。小儿急性支气管炎若咳嗽、咳痰超过2～3周即可考虑进入慢性过程。小儿慢性支气管炎症状除有反复咳嗽、咳痰外,大多数都伴有经常性的流涕、鼻塞,夜间张口呼吸症状。患儿常在感冒后产生持久性咳嗽,咳嗽日久不愈,一般以晨起及夜间咳嗽为主;咳痰量可多可少,一般为白色黏液或浆液泡沫性痰,偶可带血丝,伴有细菌感染时,多为脓性痰,清晨排痰较多;可伴有不同程度喘息,若伴肺气肿时可表现为活动后气急;约有半数患儿生长发育落后于同龄儿,体力较差。因小儿气管腔细而柔软,易受多种因素影响而导致气道狭窄,从而产生哮鸣音,约40%患儿肺部可听到哮鸣音。

　　小儿慢性支气管炎并非单一病因所致,除与细菌、病毒的感染有关外,还可能与免疫功能低下、支气管异物及先天性支气管发育异常等多种因素有关。因此,疑似慢性支气管炎的患儿,应做相关的检查,如血常规、血培养、免疫功能检查、胸部X线、肺功能,甚至支气管镜检查,明确病因。一旦诊断为慢性支气管炎就应积极去除病因,结合抗感染等措施对症处理,绝大多数患儿可以治愈,预后良好。

# 小儿喘息型支气管炎有什么特点

在婴幼儿时期,有一种特殊类型的支气管炎,称喘息型支气管炎,多见于2岁以下虚胖婴幼儿,往往有湿疹及过敏病史。此类患儿常为过敏体质,或者父母有过敏史。患儿除有发热、咳嗽、咳痰等支气管炎的症状外,还伴有喘息。起病不久就出现哮喘症状,哭闹时喘憋加重,两肺均可听到哮鸣音,可反复发作。但随着年龄的增长症状可消失,发作次数可减少,一般可治愈,仅有少数至年长后发展成为支气管哮喘。其发病原因可能为患儿对感染过敏而表现为支气管痉挛,引起喘息。

幼儿发生喘息型支气管炎时,除了积极治疗,在日常护理时还需要注意以下方面。

(1)保暖:寒冷刺激可降低支气管黏膜局部抵抗力,加重支气管炎病情,家长需及时给患儿增减衣物,以适应气温的变化。患儿睡眠时尤其要注意保暖。

(2)多喂水:小儿支气管炎时,往往有不同程度的发热,这时水分蒸发较多,若不及时补充水分,可造成患儿不同程度的脱水,不利于疾病恢复。家长可用糖水、糖盐水、米汤、蛋汤补给,以增加体内水分。

(3)补充营养:患儿患病期间营养物质消耗较大,发热及细

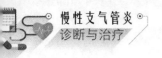

菌毒素等因素可造成胃肠消化吸收障碍,家长可给予患儿易消化吸收且营养丰富的食物。

(4) 翻身拍背:由于患儿的气管腔细而柔软,支气管的分泌物不易排出,家长可通过轻拍患儿的背部(由下向上、由外向内)、帮助翻身等,促进痰液排出。

# 诊断慢性支气管炎需要做的一些检查

## 慢性支气管炎有哪些临床表现

根据临床表现,慢性支气管炎可以分为单纯型和喘息型两型。前者主要的症状为反复咳嗽、咳痰;后者除有咳嗽、咳痰外,尚有喘息的表现,发作时伴有哮鸣音。

本病多在冬春季节发病或加重,咳嗽、咳痰以晨起明显,痰呈白色黏液泡沫状,清稀易咳或黏稠不易咳出。如伴有急性呼吸道感染,上述症状可迅速加剧。痰液可转为黏液脓性或黄色浓痰,偶有痰中带血。有些患者支气管黏膜反应性增高,可出现过敏现象而发生喘息。喘息型支气管炎患者发作时常伴有哮喘样表现,气急不能平卧,但呼吸困难不明显。

(1)咳嗽:慢性支气管炎的咳嗽是由于支气管黏膜充血、水肿,或分泌物、异物积聚在支气管内引起。晨间咳嗽较重,白天咳嗽减轻,夜间临睡前可有阵咳,痰液咳出后咳嗽可以缓解。

(2)咳痰:慢性支气管炎患者支气管的杯状细胞增生,黏液腺体增生、肥大、分泌增多,痰液形成增多。夜间排痰减少,痰液蓄积在气管、支气管的管腔内,清晨体位转动或起床后就会出现大量排痰,痰液一般为白色黏液或浆液泡沫状,偶有痰中带血。也有部分患者仅表现为干咳,或仅少量白色黏液痰。

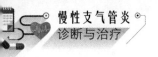

（3）喘息:喘息型慢性支气管炎的患者由于支气管痉挛,可引起喘息,常伴有哮鸣音。疾病初期呼吸困难、气急的症状不明显,但随着病情的进展,可出现活动后气急明显,甚至在静息状态下也有气急的表现。

## 慢性支气管炎听诊有何发现

本病早期多无特殊体征。有时在患者的肺底部可听到少许干、湿啰音。咳嗽、咳痰结束后啰音可减弱或消失。喘息型慢性支气管炎发作时可以听到广泛的哮鸣音,缓解后哮鸣音不明显。慢性支气管炎的患者并发阻塞性肺气肿时,可出现肺气肿的相应体征。

## 慢性支气管炎急性发作的表现如何

慢性支气管炎的患者呼吸道的防御功能下降,当遇到大气中的病原微生物、刺激性烟雾、有害气体、冷空气等就会急性发作。

慢性支气管炎的患者如果出现咳嗽、咳痰或喘息的症状突然加剧,就要当心慢性支气管炎急性发作。临床可以出现咳嗽症状加剧,痰量较前增多,痰色加深变黄,痰液产生部位逐渐深入至支气管深部,痰液逐渐黏稠难以咳出,偶可伴有痰中带血。如是喘息型慢性支气管炎的患者,可出现不同程度的胸闷、气急表现。全身的症状一般较轻,可有低至中度的发热,但发热多在3～5天后降至正常。

体检可闻及两肺呼吸音粗糙,肺底散在干、湿啰音,啰音不固定,常在咳嗽、咳痰后减弱或消失。喘息型支气管炎的患者可闻及哮鸣音。

肺部影像学检查,一般可表现为未见异常,或见肺纹理增粗、增多、紊乱。伴有细菌感染者可出现血白细胞总数和中性粒细胞百分比升高。

慢性支气管炎急性发作时要及时就医,早期治疗,防止病情加重并发肺炎。反复急性发作对疾病的恢复不利,加快慢性支气管炎向阻塞性肺气肿发展的进程。

## 慢性支气管炎的 X 线表现有哪些

慢性支气管炎的患者早期的胸部 X 线表现多为无异常。晚期或者是急性发作期可见肺纹理增粗、紊乱,呈网状、条索状、斑点状阴影,以肺底较明显。如果并发阻塞性肺气肿,可以见到肺气肿的影像学表现。

## 慢性支气管炎的血液检查有何发现

慢性支气管炎患者急性发作或并发肺部感染时,可见外周

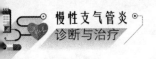

血白细胞计数及中性粒细胞百分比增多。喘息型患者可见血常规中嗜酸性粒细胞增多,血免疫球蛋白 E(immunoglobulin E, IgE)水平升高。如果是由于支原体或病毒原因诱发的慢性支气管炎急性发作,血清支原体抗体和病毒抗体可呈现阳性反应,或滴度增高。如果合并呼吸衰竭,会有血氧含量降低、血二氧化碳水平升高、血液酸碱平衡失常的表现。如果感染加重,伴有菌血症时,血液培养会查见病原菌。部分长期、老年患者可见血清炎症指标如白细胞介素-8、肿瘤坏死因子等水平升高,甲状腺素水平下降等。反复感染的患者血液检查可以发现体液免疫和细胞免疫水平低下。

缓解期患者外周血白细胞多没有明显变化。

## 慢性支气管炎的痰液检查有何发现

痰涂片或培养可见肺炎链球菌、流感嗜血杆菌、甲型链球菌和奈瑟球菌等病原菌。涂片可见大量中性粒细胞和已破坏的杯状细胞,喘息型患者可见较多嗜酸性粒细胞。

## 怎样诊断慢性支气管炎

可以从患者症状、体征、辅助检查对慢性支气管炎做出诊断。

（1）临床上以咳嗽、咳痰为主要症状或伴有喘息,每年发病持续 3 个月,并连续 2 年或以上。对临床上虽有咳、痰、喘症状并连续 2 年或以上,但每年发病持续不足 3 个月的患者,如有明确的客观检查依据(如 X 线、肺功能等)也可诊断。

（2）单纯型慢性支气管炎的主要症状为咳嗽、咳痰,清晨和(或)傍晚加重,且呈慢性进展过程。喘息型慢性支气管炎表现为咳嗽、咳痰、喘息,发作时常伴有哮鸣音。

（3）听诊两肺呼吸音清或粗糙,急性加重期肺底可闻及散在干、湿啰音,部位不固定,咳嗽、咳痰后啰音减少或消失。喘息型支气管炎的患者可闻及哮鸣音。

（4）早期的 X 线表现无异常;晚期或者是急性发作期可见肺纹理增粗、紊乱,呈网状、条索状、斑点状阴影,以肺底较明显。急性发作时血常规可见血白细胞计数及中性粒细胞增多。

此外,还要排除具有咳嗽、咳痰、喘息症状的其他疾病(如肺结核、肺尘埃沉着病、肺脓肿、心脏病、心功能不全、支气管扩张、支气管哮喘、慢性鼻咽疾患等)。

## 慢性支气管炎应与哪些疾病做鉴别诊断

（1）支气管扩张:支气管扩张是指一支或多支近端支气管和中等大小支气管管壁组织遭破坏造成不可逆性扩张,是呼吸系统常见的化脓性炎症。主要致病因素为支气管的感染、阻塞和牵拉,部分有先天遗传因素。患者多有童年麻疹、百日咳或支气

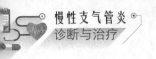

管肺炎等病史,有咳嗽、咳痰反复发作的特点。大多数患者有反复咯血史,合并感染时有大量脓性痰液。肺部湿啰音多为单侧,常见于下肺且位置较固定。有些患者可有杵状指(趾)。胸部 X 线检查,常见下肺纹理粗乱或呈卷发状。支气管造影或胸部高分辨率 CT 薄层扫描可确诊。

(2) 支气管哮喘:慢性支气管炎喘息型应与支气管哮喘相鉴别。哮喘常于幼年或青少年发病,有家族或个人过敏史。一般无慢性咳嗽、咳痰史,以发作性哮喘为特征。发作时两肺满布哮鸣音,缓解后无任何症状。喘息型支气管炎多见于中老年人,一般以咳嗽、咳痰、喘息为主要表现,发作时可闻及哮鸣音,缓解时哮鸣音仍可存在。两者一般从发病年龄、典型症状、体征等进行鉴别,典型病例不难鉴别,但哮喘合并单纯型慢性支气管炎与喘息型支气管炎鉴别较困难。

(3) 肺结核:肺结核多见于青壮年,与季节无明显的关系。患者多有低热、乏力、盗汗及消瘦、咯血等毒性症状,经痰结核杆菌检查及胸部 X 线检查可明确诊断。有些老年人肺结核的毒性症状不明显,常被慢性支气管炎的症状掩盖而误诊,临床应引起注意。

(4) 间质性肺疾病:间质性肺疾病的临床表现以咳嗽、咳痰及进行性呼吸困难为主,肺下部可闻及爆裂音(Velcro 啰音)。肺功能呈限制性通气功能障碍;动脉血氧分压降低,可逐渐出现杵状指;胸部 X 线片和胸部高分辨率 CT 见间质性结节影和(或)间质性网格影等,有助于鉴别。

(5) 肺癌:肺癌常见于 40 岁以上,特别是有多年吸烟史的男性,如发生刺激性咳嗽、咳少量脓痰,常有痰中带血;或慢性咳嗽性质发生改变,胸部 X 线检查或胸部 CT 扫描有结节状或块状阴影;或阻塞性肺炎经正规抗生素治疗未见完全消散者,应怀疑有肺癌之可能。经痰找脱落细胞和纤维支气管镜活检,可明确诊断。

## 慢性支气管炎与急性支气管炎如何鉴别

　　急慢性支气管炎多数都是由于细菌、病毒、粉尘、刺激性气体等引起的支气管的炎症。急性支气管炎以流鼻涕、发热、咳嗽、咳痰为主要症状,并伴有喉痛、声音嘶哑等表现。慢性支气管炎主要表现为长期的咳嗽、咳痰,部分可伴有喘息。如果继发感染可伴有低热、咳浓痰等表现。两者区别并不困难,可从下面3 个方面进行鉴别。

　　(1)病史:急性支气管炎一般在起病前没有慢性咳嗽、咳痰及喘息等病史;而慢性支气管炎既往均有上述呼吸道病史。

　　(2)病程及症状:急性支气管炎起病较快,开始时为干咳,以后咳黏痰或脓性痰,常常伴有胸骨后疼痛或闷胀、发热等全身症状,多在 3～5 天内好转,但咳嗽、咳痰症状常持续 2～3 周才恢复;而慢性支气管炎则以长期、反复且逐渐加重的咳嗽为主要症状,伴有不同程度的咳痰,咳痰症状与是否感染有关,还可伴有喘息,病程迁延。

　　(3)并发症:急性支气管炎多不伴有阻塞性肺气肿及肺源性心脏病;而慢性支气管炎发展到一定阶段都伴有上述疾病。

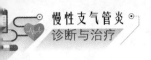
## 慢性喘息型支气管炎与支气管哮喘怎样鉴别

慢性喘息型支气管炎患病年龄较晚,家族史及个人过敏史不显著,症状上先有咳嗽、咳痰,后伴有喘息,在秋冬季节或感冒后症状加重,早晚咳嗽、咳痰明显;呼气延长,有时肺底可闻及湿啰音及哮鸣音,应用支气管扩张药物后,肺功能改善不明显。支气管哮喘的患者多幼年起病,有明显的家族史及个人过敏史,无慢性咳嗽、咳痰史,季节性强,哮喘突然发作、突然缓解,间歇期无明显症状,不咳痰;发作时肺部满布哮鸣音,间歇期肺部呼吸音多正常,应用支气管扩张药物后,肺功能改善明显。

## 慢性支气管炎与支气管哮喘如何鉴别

慢性支气管炎和支气管哮喘在临床上有很多相似之处,容易混淆,但在治疗上有很大不同,所以必须正确区分。可以从下面几个方面进行鉴别。

(1)发病季节:哮喘患者发病有明显的季节性,多于天气突变时发作或加重;慢性支气管炎喘息型患者多于秋冬季节天气冷时发作或加重。

(2)发病病史:哮喘患者多有家族史,常对某些过敏原有过敏史或伴有其他过敏性疾病;慢性支气管炎患者多无家族史及个人过敏史,但多有长期主动或被动吸烟史。

(3)发病诱因:哮喘患者发病前多有接触过敏源、气候改变、精神刺激等诱因;慢性支气管炎喘息型多无诱因。

(4)发病年龄:哮喘多在幼年或青少年起病;慢性支气管炎喘息型发病多在中老年人中间。

(5)发病症状:哮喘患者表现为发作性胸闷和不同程度的咳嗽,干咳或咳少量白色泡沫痰,严重时可伴有发绀,但始终以胸闷、憋气、喘息为主;慢性支气管炎喘息型患者咳嗽、咳痰、喘息并重。

(6)发病方式及缓解方式:哮喘患者多突然发病,发病时间多在夜间或后半夜,脱离过敏源或正规治疗后症状可迅速缓解,缓解后几乎和常人一样;慢性支气管炎喘息型患者多起病隐匿,缓解较慢,缓解期长,缓解后仍有不同程度的咳嗽、咳痰及喘息。

(7)患者体征:哮喘患者发作时肺部满布哮鸣音,间歇期肺部呼吸音多正常;慢性支气管炎喘息型患者多在肺底可闻及湿啰音及哮鸣音。

(8)辅助检查:哮喘患者血常规见嗜酸性粒细胞增多,痰液中以嗜酸性粒细胞为主,过敏源实验多为阳性;慢性支气管炎喘息型患者血常规中性粒细胞多增高,痰液中以中性粒细胞为主,过敏源实验为阴性。

这里需要注意的是哮喘合并慢性支气管炎单纯型与慢性支气管炎喘息型不易区别,它们的治疗原则和治疗方法基本相同,不必严格区分。

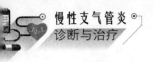
## 慢性支气管炎与左心衰竭如何鉴别

左心衰竭主要表现为肺循环瘀血和心输出量降低所致的临床综合征。其最主要和最早出现的症状就是呼吸困难。具体表现如下。

(1) 劳力性呼吸困难。呼吸困难最先仅发生在重体力活动时,休息时可自行缓解。正常人和心力衰竭患者劳力性呼吸困难之间主要差别在于,后者在正常人活动量时也会出现呼吸困难的加重。随左心室功能不全加重,引起呼吸困难的劳力强度逐步下降。

(2) 夜间阵发性呼吸困难。阵发性呼吸困难常于夜间发作,患者突然醒来,感到严重的窒息感和恐怖感,并迅速坐起,需30分钟或更长时间后方能缓解。通常伴有两肺哮鸣音,称为心源性哮喘。其发生的机制可能与卧床后间质液体重吸收和回心血量增加、睡眠时迷走神经张力增高使小支气管痉挛,及卧位时膈肌抬高、肺活量减少等因素有关。

(3) 端坐呼吸。患者卧位时很快出现呼吸困难,常在卧位1~2分钟出现,需用枕头抬高头部。卧位时回心血量增加,左心衰竭使左心室舒张末期压力增高,从而肺静脉和肺毛细血管压进一步升高,引起间质性肺水肿,降低肺顺应性,增加呼吸阻力而加重呼吸困难。

(4) 急性肺水肿。它是心源性哮喘的进一步发展。

慢性支气管炎多在中老年人群中发病,既往有慢性呼吸系统疾病史,主要的症状表现为长期的咳嗽、咳痰、气喘等,一般平地行走即有气促表现,可以伴有喉间喘鸣,停止步行休息片刻即可缓解。体格检查可以有呼吸系统阳性体征,实验室检查胸部 X 线片、胸部 CT、肺功能可以有阳性发现。左心衰竭患者往往有冠心病、高血压性心脏病等既往心血管疾病史,临床症状多表现为劳力性呼吸困难、登楼气急、夜间不能平卧,休息后可以缓解。体格检查心脏、血压可以有阳性发现,实验室检查心电图、心脏彩色超声、冠状动脉造影等有阳性发现。

## 慢性支气管炎怎样分型和分期

慢性支气管炎根据有无喘息分为单纯型和喘息型。单纯型主要表现为咳嗽、咳痰;喘息型除有咳嗽、咳痰外,尚有喘息,伴有哮鸣音,喘鸣在阵咳时加剧,睡眠时明显。

按病情进展程度慢性支气管炎可分为 3 期。

(1)急性发作期:在 1 周内出现脓性或黏液性痰,痰量明显增加,或伴有发热等炎症表现,或"咳""痰""喘"等症状任何一项明显加剧。

(2)慢性迁延期:不同程度的"咳""痰""喘"症状延续 1 个月以上者。

(3)临床缓解期:经治疗后临床缓解,症状基本消失或偶有轻微咳嗽,少量痰液,保持 2 个月以上者。

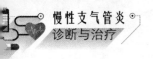

# 慢性支气管炎有哪些并发症

慢性支气管炎的特点是病程长,病情反复。支气管黏膜、黏膜下层及支气管周围的反复炎症性损害和病理性修复,为微生物的入侵创造了条件,因而可以引起一系列的并发症,使病情逐渐加重。常见的慢性支气管炎的并发症如下。

(1) 阻塞性肺气肿:慢性支气管炎反复发作,迁延不愈,可以进一步发展为气流受限不可逆的阻塞性肺气肿。阻塞性肺气肿在功能代偿期虽然有肺动脉高压及右心肥大,但无心力衰竭的表现,随着病情进一步发展,可并发肺源性心脏病,诱发心力衰竭。

(2) 支气管肺炎:慢性支气管炎蔓延至支气管周围组织中就会发生支气管肺炎,有肺炎的一系列表现,如寒战、发热、咳嗽增剧、痰量增加且呈脓性等症状。患者血常规可见白细胞总数及中性粒细胞百分比升高,X线检查两下肺野有斑点或小片状阴影。

(3) 支气管扩张:有些慢性支气管炎患者,由于长期反复发作,支气管黏膜充血、水肿,形成溃疡,管壁纤维组织增生,引起小支气管管腔扩大和变形。患者可以表现为咳大量黏痰,合并感染者咳脓性痰,咳嗽剧烈导致小血管破裂者还可以引起不同程度的咯血。

(4) 慢性肺源性心脏病:肺源性心脏病简称肺心病,是慢性支气管炎反复恶化的最终结果,如果发展为肺心病则预后一般较差。慢性肺源性心脏病是指由肺组织、肺动脉血管或胸廓的慢性病变引起肺组织结构和功能的异常,造成肺血管阻力增加、肺动脉压力增高,使右心扩张、肥大,伴或不伴右心衰竭的心脏病。其原发病以慢性支气管炎、肺气肿最常见。

## 喘息型慢性支气管炎的表现与哮喘有什么不同

喘息型慢性支气管炎的表现与哮喘有一些不同之处,有助于我们进行鉴别。

首先,就典型症状来讲,喘息型慢性支气管炎有长期、反复、进展性的咳嗽、咳痰病史,一般中老年开始起病,稳定期也有不同程度的咳嗽、咳痰长期存在,急性发作期咳嗽、咳痰、气喘加重;哮喘一般幼年起病,常伴有其他过敏性疾病表现如过敏性鼻炎、过敏性荨麻疹等,缓解期无任何呼吸道不适,发作期可有咳嗽、喘息或伴咳少量白色泡沫痰,且以喘息为主。

其次,喘息型慢性支气管炎多发生在秋冬季节天气冷时,冷空气容易破坏上呼吸道免疫屏障,使呼吸道炎症易受病原微生物的影响而发作或加重;哮喘发病有明显季节性,如在春天花粉较多的季节、各类真菌浓度较高的黄梅季节等,或在天气突然变化时易受过敏源的影响而发作,寒冷的冬季、气候变化较小时反而发作减少。

最后,喘息型慢性支气管炎由于存在支气管的器质性病变,

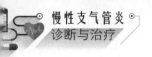

发作时应用支气管扩张剂肺功能的改善较用药前增加不多，症状改善不明显，往往需要运用抗感染药物和化痰、镇咳药物；哮喘发作时应用支气管扩张剂和抗过敏药物后，就能改善症状，明显缓解气喘表现。

## 慢性支气管炎患者咳嗽的声调有何不同

　　咳嗽是慢性支气管炎的主要表现之一，不同的呼吸道疾病咳嗽的声调是不一样的。嘶哑性咳嗽，可见于声带炎症，如喉炎、声带小结、喉结核，还有声带肿瘤、喉癌及喉返神经受压所致的声带麻痹等；犬吠样咳嗽，多见于喉头疾病，如声带肿胀、气管异物或气管受压；短促轻咳、咳而不爽者，多见于肺炎、胸膜炎、胸腹部创伤或大手术后，患者咳嗽时常用手按压患处以减少疼痛。

　　慢性支气管炎的咳嗽也有它自己的特点，根据咳嗽的声调可以大体推断患者的体质及感邪的性质、轻重等。咳声洪亮高亢者，多见于体质较强和（或）感邪较重的患者；咳声低沉细微者，多见于体质较弱和（或）感邪较轻的患者；咳声重浊、痰鸣音明显者，多见于痰湿体质和（或）感受痰湿之邪的患者；干咳无痰或少痰，伴有咽干、盗汗、潮热者，多见于阴虚体质的患者；呛咳阵作，伴有咽干、面赤者，多见于肝火较盛的患者。

# 慢性支气管炎患者痰的颜色有何异样

　　痰是呼吸道的病理性分泌物。当咽、喉、气管、支气管或肺部发生病变时,气管、支气管的黏膜充血、水肿,黏液分泌增多,毛细血管壁通透性增高,浆液渗出,与黏液混合而成痰。痰液中含有黏液、浆液、红细胞、白细胞、免疫球蛋白、巨噬细胞、细菌、病毒、灰尘、坏死组织等。痰液因为组成成分、感染细菌的不同而有不同的颜色,主要有白色、黄色、红色、铜绿色、褐色等。白色痰液多为病毒感染;黄色痰液多见于金黄色葡萄球菌感染;绿色痰液多见于肺部铜绿假单胞菌感染或可见于吸收缓慢的大叶性肺炎;肺癌、肺结核、肺梗死等,痰液中含有血液或红细胞时,痰液呈红色或红褐色;各种肺尘埃沉着病的患者,痰液可呈灰色或黑色;慢性支气管炎患者的痰液多为白色黏液或浆液泡沫状痰,合并感染时,痰液转为黏液脓性或黄色浓痰。某些特定细菌感染,会出现特定颜色的痰液表现,如铁锈色痰是肺炎链球菌感染的表现,金黄色痰是金黄色葡萄球菌感染的表现,砖红色痰是肺炎克雷白杆菌感染的表现,绿色痰是铜绿假单胞菌感染的表现,麦芽黄色痰是嗜麦芽窄食单胞菌感染的表现。

　　辨痰在中医望诊中也是一个重要内容。一般而言,痰清稀而多泡沫为风痰,多因风邪袭肺所致;痰白滑量多而易咳,多为湿痰,常由脾虚湿盛所致;痰黏稠量少而难以咳出,多为肺燥津伤;干咳痰少、舌红少苔为肺阴不足;痰色白或有灰黑点为寒痰,

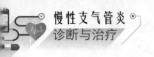

因寒伤阳气,气不化津,聚湿为痰;痰黄质稠或黏而成块为热痰,因热邪煎熬津液所致;痰如脓血,或脓痰如糜粥而腥臭,多因热邪郁肺、肉腐成脓所致;咳痰带血,多因热邪犯肺或阴虚火旺、热伤肺络所致。

## 慢性支气管炎患者常有咯血吗

　　咯血是呼吸系统疾病常见的症状之一,是指气管、支气管和肺所出的血,随着咳嗽的动作,经口腔而出。咯血和呕血都经口吐出,人们容易混淆,但两者的病因截然不同,应当进行鉴别。咯血来自气管、支气管和肺,是在呼吸道疾病基础上发生的症状,常伴有咳嗽、咳痰的表现;呕血来自食管、胃、十二指肠和胆道系统,是在消化道疾病基础上发生的症状,随恶心、呕吐而出,常伴有食物或胃液,以及黑便、嗳气、反酸、腹胀、腹痛等临床表现。

　　咯血主要见于呼吸道感染的患者,也可见于肺结核、支气管扩张、支气管肺癌的患者。慢性支气管炎的患者主要症状为咳嗽、咳痰或伴有喘息,很少有咯血的症状;但当慢性支气管炎合并急性呼吸道感染或咳嗽剧烈时,由于气管、支气管黏膜充血、水肿,毛细血管壁通透性增高,可见痰中带血,较少出现大量咯血。慢性支气管炎咯血的特点是血量少,仅为痰中带有血丝或偶有血痰,且经正规抗感染治疗后咯血大多停止。当慢性支气管炎的患者出现咯血时,应当及时就医,在止血的同时,借助患者的症状表现和一些辅助检查,明确病因,采取积极的治疗措施。

# 慢性支气管炎的治疗方法

## 慢性支气管炎急性发作的家庭应急处理有哪些方法

慢性支气管炎急性发作时,会出现气管平滑肌痉挛、黏膜充血、水肿、分泌物增多。患者常有受凉、过度疲劳或其他诱因史,病因以感染因素、理化因素、过敏反应为常见。初起可伴有鼻塞、流涕、喷嚏、咽痛、声嘶等上呼吸道感染症状,继而出现咳嗽、咳痰加重,多为刺激性干咳或少量黏液性痰,后转为黏液脓痰。全身症状可有畏寒、发热、头痛及四肢酸痛等症状,发热多持续3~5日,咳嗽、咳痰可持续2~3周。患者若伴有支气管痉挛,还可以出现胸闷、气急等类似支气管哮喘的表现。针对上述临床表现,慢性支气管炎急性发作的家庭应急处理为:

(1) 注意休息及保暖、适当多饮水。

(2) 全身可以应用磺胺类、青霉素类、头孢菌素类等抗生素。

(3) 积极对症处理。发热者可服用阿司匹林、对乙酰氨基酚等以退热;咳嗽频繁且无痰者,可服右美沙芬、可待因、喷托维林(咳必清)等以镇咳;痰黏稠不易咳出者,可口服溴己新(必嗽平)、氨溴索、标准桃金娘油等以祛痰。

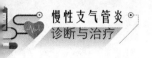

## 怎样对慢性支气管炎急性发作患者进行家庭护理

慢性支气管炎急性发作的患者可以从以下几个方面进行家庭护理。

(1) 全身护理:注意保证充足的睡眠和适当的休息,合理饮食,保证足够的营养摄入。

(2) 周围环境:保持居室温度和湿度适宜,适当通风,避免呼吸道的刺激(如油烟、粉尘、冷空气等)。

(3) 对症护理:①咳嗽。可服用溴己新(必嗽平)、喷托维林(咳必清)、可待因等镇咳药物。如果药物效果不好的,还可以到医院理疗科行超短波胸部理疗,一般每次 15～30 分钟,7～10 次为一疗程,此法对咳嗽无痰者效果较好。②咳痰。注意适当多饮水,因为水可以稀释痰液,有助于痰液的排出,每日最少饮水 2 000 ml。痰为白色者,可服用竹沥油、氯棕合剂等化痰药物,患者痰液转为黄色脓性时,表明有细菌感染,可以应用抗生素。最好根据痰培养联合药物敏感试验,选择合适的抗生素,没有做此试验者,要在医生的指导下应用抗生素。叩背排痰法可以帮助婴幼儿、老年人及身体十分虚弱者痰液的排出:叩打者的手固定成手背隆掌空的杯状,以这种手形在患者背部自肋骨最下缘向上顺序叩打,如此反复直至叩打整个背部。注意脊柱不可叩打,叩打时最好隔一层内衣,用力要恰到好处,不可使患者感觉疼痛,一般叩打 30～60 分钟。雾化吸入法:主要指气溶胶吸入疗法。所谓气溶胶是指悬浮于空气中微小的固体或液体微粒。雾化吸入疗法是用雾化发生装置(超声雾化器或喷射雾化器)将药物(溶液或粉末,通常是化痰药物或支气管扩张药物)分散成微小的雾滴或微粒,使其悬浮于气体中,并进入呼吸道及肺内,达到净化气道、局部治疗(解痉、减轻炎症反应、祛痰)及全身治疗的目的。

(4) 特殊人群需要注意的事项:慢性支气管炎急性发作的年老体弱者和婴幼儿常并发支气管肺炎,需要及时去医院就诊。

## 为什么慢性支气管炎患者要特别注意预防感冒

慢性支气管炎多是在反复感冒和呼吸道继发感染之后形成的,其急性发作也与感冒密切相关。据统计,慢性支气管炎的复发,因感冒引起者约占 60% 以上。感冒多为病毒感染引起。病毒侵入呼吸道,可以使支气管黏膜上皮细胞的纤毛运动减弱、黏液排出时间延长,会降低气管和支气管的防御能力,给病毒感染创造了条件,进而引起慢性支气管炎的急性发作。感冒既是慢性支气管炎的发病原因之一,又是其复发的主要诱因,所以慢性支气管炎的患者,要特别注意防止感冒。

## 慢性支气管炎怎样治疗

慢性支气管炎具有复发和难以根治的特点,应针对发病的

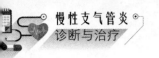

不同原因,消除诱发及复发的因素,延缓慢性支气管炎的进展。具体方法如下。

(1) 吸烟的患者首先要戒烟。戒烟后患者的肺功能有较大改善,且能提升慢性支气管炎复原的机会,同时也要避免被动吸烟。

(2) 适量运动,增强机体的抵抗力。适量运动不仅可以增强全身的免疫力,还可以提高呼吸系统的功能,增强呼吸道对寒冷和病原微生物的抵抗力。运动种类和运动量的选择应该遵循个体化的原则。急性期或病情比较严重的患者,可以选择散步、打太极拳、做呼吸操等运动量小的活动;缓解期或病情较轻的患者,可以选择慢跑、游泳、瑜伽等运动量大的活动。

(3) 饮食起居要合理。食物上应多食用高蛋白质、高热量、高维生素、低脂、易消化食物,如瘦肉、鱼、蛋、奶、新鲜蔬菜和水果等,少食用油炸、易产气食物。中医忌食一说,对于支气管炎的治疗也有重要意义。适当多饮水,每日饮水量不少于 1 500 ml,有助于稀释痰液。春季和夏季是万物繁茂的季节,阳气生发旺盛,应晚睡早起;夏季中午暑热最盛之时可适时休息;秋季是万物成熟的季节,阳气开始收敛,应早睡早起;冬季是万物收藏的季节,阴寒盛极,阳气闭藏,应早睡晚起,待大地的阳气升起时方可起床。

(4) 增强体质,减少慢性支气管炎的急性发作。可以通过注射流感疫苗的方法减少感冒的发生机会,一般每年秋冬季节注射 1~2 次。春季是流行性感冒的多发季节,尽量少到人群密集的地方;夏季不宜贪凉,空调温度要适宜,减少呼吸道的过冷、过热刺激;秋季气候比较干燥,呼吸道的抵抗力较弱,适当多饮水,保持呼吸道湿润,减少感冒;冬季室内温度不宜过高,否则与室外温差大,易患感冒。可以注射肺炎疫苗以减少肺炎链球菌感染,也可以应用卡介菌多糖核酸(斯奇康)、胸腺素、核酪口服液、喘可治注射液等增强非特异性免疫力。中医的穴位敷贴、穴位注射、膏方调补等也均有一定的预防作用。

(5)西医治疗。咳嗽、咳痰明显者,可以应用具有止咳化痰作用的药物;痰液咳出不爽者也可应用雾化吸入药物稀释痰液;痰液黄稠者或伴有发热者应及时应用敏感抗生素,应用抗生素时要在医生指导下用药。伴有喘息的患者可适当应用支气管舒张剂。

(6)中医治疗。根据患者的具体临床表现,通过辨证论治,在发作期以止咳、化痰、平喘为主,缓解期以益肺、健脾、补肾为主,同时也可以选择合适的中成药。

# 慢性支气管炎急性发作如何处理

慢性支气管炎急性发作是指疾病过程中,一周内出现咳嗽、咳痰、气喘任何一项症状明显加剧,出现脓性或黏液脓性痰,痰量明显增加,并伴发热等炎症明显加重的表现。慢性支气管炎急性发作的治疗如下。

(1)控制感染:根据感染的主要致病菌和严重程度或根据病原菌培养联合药敏结果选用抗生素,在取得病原菌结果前,可以先行按痰液涂片革兰染色结果或者经验性治疗方案进行初步治

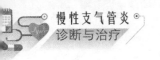

疗。病情较轻者可口服抗生素,较重者用肌内注射或静脉滴注抗生素。常用的有青霉素类、大环内酯类、氨基糖苷类、喹诺酮类和头孢菌素类等抗生素。选用抗生素的原则:能单独用窄谱抗生素时应尽量避免使用广谱抗生素,以免发生二重感染或产生耐药菌株,不利于病情的恢复。

(2)祛痰、镇咳:对急性发作期患者在抗感染治疗的同时,应用祛痰药及镇咳药物,以改善症状;迁延期患者尤应坚持用此类药物,以求消除或减轻症状,减少急性发作的次数。常用药物有氯化铵合剂、溴己新、氨溴索、标准桃金娘油等,或用具有止咳化痰作用的中成药。对年老体弱无力咳痰或痰量较多者,应以祛痰为主,协助排痰,畅通呼吸道。尽量避免应用强的镇咳剂如可卡因等,以免抑制中枢及加重呼吸道阻塞和产生并发症,导致病情恶化。

(3)解痉、平喘:常选用氨茶碱、特布他林等口服,或用沙丁胺醇等吸入剂。若使用气道舒张剂后气道仍有持续阻塞,可使用皮质激素类药物,如泼尼松20～40 mg/d。

(4)气雾疗法:气雾湿化吸入,可稀释气管内的分泌物,有利于痰液的排出。如果痰液黏稠不易咳出,超声雾化吸入有一定的帮助,亦可加入敏感抗生素及痰液稀释剂,帮助痰液稀释。

## 慢性支气管炎一定要用抗生素治疗吗

抗生素主要用于细菌、真菌、结核分枝杆菌、非结核分枝杆菌、支原体、衣原体、立克次体等病原微生物所致的感染。

慢性支气管炎急性期和慢性迁延期可以根据患者外周血白细胞和中性粒细胞及痰液培养的情况,判断是否有感染,如果存在感染,可以有针对性地选择合适的抗生素。

有的患者为防止慢性支气管炎急性发作而用抗生素预防,其实慢性支气管炎患者防范性使用抗生素,并不能减少其急性发作的次数,却很容易导致菌群失调和耐药性的产生。任何一种抗生素都有一定的毒性和不良反应,有的患者甚至常年使用抗生素,这就会对患者的肝肾功能产生不利影响。有的患者为了让药物起效快,擅自加大抗生素的用量,这种做法是完全不正确的。许多抗生素加大剂量后毒性和不良反应也增加,这对老年人的身体健康是极为不利的。

慢性支气管炎缓解期一般不需服用抗生素。慢性支气管炎咳嗽的基本原因是支气管黏膜的黏液分泌增多,支气管纤毛被广泛破坏,缺少了纤毛运动,痰液不易排出,只有通过咳嗽来排出非炎性分泌物。这时可以通过身体锻炼、防治感冒、饮食调理及服用一些具有止咳化痰作用的药物来提高机体的抵抗力,改善症状,延缓疾病的进展。中医中药对于缓解期的治疗具有特色,通过扶正、祛邪相互配合,可以改善患者症状,减少复发,提高生活质量。

## 慢性支气管炎患者为何要慎用气雾剂

气雾剂药液呈雾粒状,通过口腔,进入呼吸道和肺部,具有起效快、剂量小、药物局部浓度高、全身不良反应小的优点。

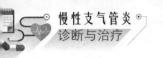

慢性支气管炎喘息型患者有时要用气雾剂减轻气喘的症状。具有平喘作用的气雾剂应按需使用,不宜长期单一使用,长期反复使用气雾剂可产生耐受性,降低疗效。使用气雾剂的患者不要随意改变每天吸入的次数,过量吸入可引起危及生命的心律失常。

常用的吸入剂:吸入型 $\beta_2$ 受体激动剂、吸入型胆碱能受体阻滞剂和吸入型糖皮质激素。

吸入型 $\beta_2$ 受体激动剂的不良反应有肌肉震颤、心脏出现窦性心动过速。禁用于拟交感神经过敏者、甲状腺功能亢进者及心律失常者。心血管功能紊乱、糖尿病、服用单胺氧化酶抑制剂者慎用。

吸入型胆碱能受体阻滞剂有口干,视觉模糊,痰黏稠度增加、不易咳出等不良反应。

吸入型糖皮质激素有局部不良反应和全身不良反应。①局部不良反应:声音嘶哑(发音困难)、口咽部念珠菌感染、喉部刺激与咳嗽。②全身不良反应:表现为对下丘脑—垂体—肾上腺轴(hypothalamic-pituitary-adrenal axis, HPA)的影响,儿童吸入布地奈德 0.4 mg/天,6 个月,显示明显的 HPA 抑制;成人吸入布地奈德 1.5 mg/天才会明显抑制 HPA。

## 慢性支气管炎患者为何要慎用镇静剂

慢性支气管炎、阻塞性肺气肿病情加重时,由于患者的呼吸受影响,往往会发生低氧血症和二氧化碳潴留。有轻度二氧化碳潴留的患者多有兴奋症状,主要表现为精神兴奋、烦躁不安等,且尤以夜间为著,临床称为"肺性脑病"。同时患者咳嗽、咳痰、气喘等症状也会影响到患者夜间休息,因此很多患者喜欢服用催眠类的镇静剂。催眠类的镇静剂一方面可以抑制呼吸,造成睡眠呼吸节奏变慢,加之患者多为中老年人,咳痰无力,容易导致痰液阻塞气道,诱发或加重呼吸衰竭;另一方面抑制呼吸中枢,使本已微弱的呼吸更加微弱,严重时可致呼吸减弱直至窒息死亡。原本就有睡眠呼吸障碍的患者,更应慎用镇静剂,以免引起病情恶化。慢性支气管炎患者的兴奋症状与病情加重有关,积极应用各种方法综合治疗,待病情缓解后,兴奋症状也会随之减轻或消失。

## 慢性支气管炎患者能不能进补

进补是指通过中药滋补品的服用调养身体,增强机体抗病能力,防治疾病,达到延年益寿的目的。根据慢性支气管炎患者具体情况之不同选用适宜的进补方法进补,对慢性支气管炎有一定的益处。现代研究也证明,有些补品、补药能增强机体的免疫功能,提高机体的适应能力,慢性支气管炎的患者进补一些补药能减少发作次数及减轻症状。一般中药进补治疗慢性支气管炎,是通过补肺、健脾、益肾而实现的。尽管进补对慢性支气管炎患者大有好处,但是其前提必须是进补得法,必须进行中医辨

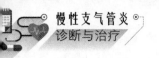
证,在正确辨证的基础上进行进补,才能取得理想的效果。

　　慢性支气管炎进补要根据患者的疾病所处的阶段、体质状况、主要症状等而定。一般处在急性发作期的患者不建议进补,因为这时邪气较盛,补益容易造成邪气内陷,反而不利于患者病情恢复。虚弱症状明确的患者,宜选用药补,因为药补力度较强,见效相对较快。对于身体整体状况良好或不耐药补的老年患者,可以选择食补。如果患者的主要症状为咳嗽或咳痰或喘息,可以选择具有补益作用,同时兼有止咳或化痰或平喘作用的药物进补,或补益与祛邪同施。中医膏方调补,既可以调理体质,也可以防治疾病,是一个很好的慢性支气管炎患者的进补方式。

　　阳虚畏寒的慢性支气管炎患者,常有怕冷、手足不温等表现,可以服用羊肉、龙眼肉、红参等热性补品;气阴两虚的慢性支气管炎患者,表现为口渴、咽干、疲乏无力等,可以服用西洋参、石斛、沙参、百合、银耳等,效果较好;气血虚弱的患者,主要表现为神疲乏力、气短、面色较白、口唇指甲发白等,常用补药有人参(生晒参)、怀山药、大枣、阿胶、当归等。

　　在进补时不要吃生冷或过油腻的食物,以免妨碍脾胃消化功能,影响补品或补药的吸收。

## 慢性支气管炎的治疗有哪些原则和措施

　　慢性支气管炎在疾病的不同时期,治疗原则是不同的。急性发作期和慢性迁延期的治疗原则是控制感染、祛痰止咳及解痉平喘。缓解期的治疗原则是加强锻炼、增强体质、提高机体抵抗力和预防复发。

慢性支气管炎的治疗措施如下。

(1) 应尽可能去除人体内外的各种致病因素,如改善大气污染状况、避免受寒、预防感冒、戒烟、避免接触过敏物质等。

(2) 在急性发作期和慢性迁延期选用有效的抗生素来控制感染,如青霉素 G、红霉素、喹诺酮类、头孢菌素类等。治疗无效时,可选用患者未用过或较少用的抗生素,在急性感染控制后,及时由静脉滴注改为口服或停用抗菌药物,以免长期服用引起不良反应。

(3) 在抗感染的同时,应用祛痰止咳药物。可选用氯化铵、溴己新、复方甘草合剂等。如果痰液较稠厚,患者不宜咳出,可以应用雾化吸入的方法稀释痰液。止咳药物的应用只是对症治疗,治标不治本,只有真正解决咳嗽的原因才会达到止咳的目的。

(4) 伴有喘息的患者要平喘治疗,常用的平喘药有氨茶碱、特布他林、沙丁胺醇(舒喘灵)等。气喘的患者应进行呼吸操锻炼,增加肺功能,改善气喘的症状。

(5) 在气候变化和寒冷季节,注意及时添减衣服,避免受凉感冒,预防流感。学会观察病情变化,如果患者出现呼吸困难、口唇指甲发绀、下肢水肿或神志异常,要及时送医院治疗。增强机体免疫力的药物特别是可以改善呼吸道防御功能的药物,如卡介菌多糖核酸(斯奇康)、细菌溶解产物(泛福舒)、胸腺素、转移因子、丙种球蛋白等,以及疫苗如流感疫苗、肺炎疫苗、气管炎疫苗等,都可以帮助慢性支气管炎的患者防止发作及减少发作

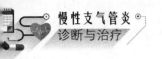

次数。中医的冬病夏治、冬病冬治、膏方进补等也均有良好的增
强体质、减少发病的作用。

## 慢性支气管炎怎样分期治疗

慢性支气管炎根据临床表现可分为 3 期:急性发作期、慢性
迁延期和临床缓解期。慢性支气管炎的治疗,要分期进行。

急性发作期及慢性迁延期的治疗应以控制感染和祛痰、镇
咳为主,伴发喘息时,加用解痉平喘药物。具体措施如下。

(1) 控制感染。根据感染的主要致病菌和严重程度或根据
病原菌培养和药物敏感试验结果选用抗生素。病情较轻者可口
服抗生素,较重者用肌注或静脉滴注抗生素。常用的有青霉素
类、大环内酯类、氨基糖苷类、喹诺酮类和头孢菌素类等抗生素。
抗菌治疗一般为 7～10 日,反复感染的患者可适当延长。经治疗
3 日后,病情未见好转者,应根据痰细菌培养和药物敏感试验的
结果,调整抗生素。选用抗生素的原则:能单独用窄谱抗生素时
应尽量避免使用广谱抗生素,以免发生二重感染或产生耐药菌
株,不利于病情的恢复。

(2) 祛痰、镇咳。可给予氯化铵合剂、溴己新(必嗽平)、氨溴
索(沐舒坦)、鲜竹沥等,若痰液黏稠时可用超声雾化吸入,以稀
释气道内的分泌物。但要注意的是,慢性支气管炎除刺激性干
咳外,不宜单纯采用镇咳药,因痰液排出不畅,反而使病情加重。
迁延期患者应坚持服用此类药物,以求消除或减轻症状。常用

药物有氯化铵合剂、溴己新、氨溴索、喷托维林(维静宁)等,或用具有止咳化痰作用的中成药。对年老体弱无力咳痰或痰量较多者,应以祛痰为主,协助排痰,保持呼吸道通畅。尽量避免应用强的镇咳药如可卡因等,以免抑制呼吸中枢及加重呼吸道阻塞和产生严重并发症,导致病情恶化。

(3)解痉、平喘。常选用的解痉平喘药物如氨茶碱(每次0.1~0.2 g,每日 3 次)、丙卡特罗(美喘清,每次 50 $\mu$g,每日 2 次)、特布他林(博利康尼,每次 2.5 mg,每日 3 次)等。如有可逆性阻塞者应常规应用支气管舒张剂,如异丙托溴铵气雾剂(爱全乐)、特布他林(博利康尼都保)、沙丁胺醇气雾剂(万托林)等吸入治疗。阵发性咳嗽若伴有不同程度的支气管痉挛,可采用支气管舒张剂改善症状,利于痰液的清除。常选用氨茶碱、特布他林等口服,或用沙丁胺醇等吸入剂。使用支气管舒张剂气道仍有阻塞的患者,可使用皮质激素类药物,如泼尼松 20~40 mg/天。

(4)气雾疗法。气雾湿化吸入,可稀释气管内的分泌物,利于痰液的清除。同时也可选用抗生素、祛痰药、化痰平喘药等,进行雾化吸入治疗,以达到局部消炎和化痰平喘的作用。

缓解期的治疗以增强体质、提高机体抵抗力和预防复发为主。具体措施如下。

(1)坚持锻炼身体。患者在缓解期可以选择一些适合自己的运动进行锻炼。身体体质较强者可以选择运动量较大的活动,如游泳、慢跑、瑜伽等;体质较弱或年龄较大者,不易进行剧烈活动,可以选择太极拳、太极剑、八段锦等。

(2)预防感冒。感冒常使缓解期的慢性支气管炎患者旧病

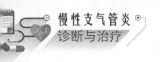

复发。可以采取注射流感疫苗的方法,疫苗一般在流感高发季节前接种 1 次,免疫力可持续 1 年,有效者可以坚持连续注射 3 年;也可以在流感高发季节服用具有预防感冒的中成药及中草药。

(3) 应用免疫增强药物。如肺炎疫苗,可以预防肺炎链球菌的感染,每 5 年注射 1 次;细菌溶解产物(泛福舒),增强对于流感嗜血杆菌、肺炎双球菌、肺炎克雷白杆菌、臭鼻克雷白杆菌、金黄色葡萄球菌、草绿色链球菌、化脓性链球菌、卡他奈瑟菌的免疫能力;核酪注射液、核酪口服液、卡介菌多糖核酸(斯奇康)注射液、喘可治注射液、胸腺素类制剂、转移因子等可以增强非特异性免疫力,对于感冒、反复感染具有良好作用。

(4) 应用中医中药。如汤剂辨证调理、膏方进补、冬病冬治、冬病夏治。

(5) 继续药物治疗。缓解期的患者虽然咳嗽、咳痰或喘息的症状基本消失,但是气管内的病理改变并没有完全恢复,还需要继续服用具有促进气管修复的药物。

(6) 生活调摄。戒烟并且尽量避免接触有害及刺激气体,进出人群密集的公共场所要做好防护工作;合理饮食,注意荤素搭配,保证机体的营养需要。

## 慢性支气管炎患者为何不可常服抗生素

慢性支气管炎的患者常常要与抗生素打交道,合理正确使用抗生素对患者至关重要。相当多的患者每到冬春季节,不管疾病处在什么阶段便长时间服用抗生素,这样使病变得越来越难治疗。

慢性支气管炎的患者在急性发作期及慢性迁延期如果浓痰较多,有发热或喘息加重时可以选择抗生素治疗,疗程一般为7~10日,不宜长期和连续使用抗生素。

抗生素是处方药,每种抗生素均有其适应的感染和不良反应,患者切记需在医生指导下用药。避免以下误区:

(1)非感染性因素应用抗生素。大多数老年慢性支气管炎患者有长期吸烟史,而引起咳嗽的基本原因是支气管黏膜的杯状细胞增多,黏液分泌增多,加之支气管纤毛广泛破坏,缺少了纤毛运动,痰液不易排出,只得用咳嗽动作来努力排出这些非炎性的分泌物。在吸入烟雾、冷空气侵入或并发感冒时,咳嗽也会增多,当这些因素去除后,咳嗽、咳痰的症状就随之减轻或消失。有时慢性支气管炎急性发作是由烟雾、过敏、寒冷刺激等非感染性因素引起,这种情况一般不需使用抗生素。

(2)缓解期应用抗生素。慢性支气管炎的患者如果仅有少量白色痰液、偶有轻微咳嗽并能保持2个月以上,说明已经进入缓解期,此期不必使用抗生素。有的患者为防止慢性支气管炎发作,用抗生素"预防"。实践证明,预防性使用抗生素,并不能减少慢性支气管炎的发作次数。此期的患者可以进行一些力所能及的体育锻炼,预防受凉及感冒,进行饮食调理,也可以服用一些提高机体免疫力的中西药物。

(3)盲目应用抗生素。这样会对慢性支气管炎的患者造成

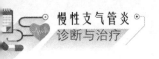

不利的影响:①增加耐药菌株,当确实需要抗生素时,治疗效果不好或无效,延误病情;②杀死正常菌群,或使原来一些非致病的细菌大量繁殖,导致二重感染;③长期应用抗生素易诱发真菌感染;④抗生素类药物本身对肝、肾就有一定的毒性和不良反应,不规范应用会增加毒性和不良反应发生的机会。

## 罹患支气管炎为何不能乱服止咳药

咳嗽反射弧是由咳嗽感受器、传入神经、咳嗽中枢、传出神经和效应肌群组成的。咳嗽感受器受刺激后通过舌咽、迷走神经传入通路,进入咳嗽中枢,然后发出冲动作用于相应肌群(呼气肌、膈肌和气管平滑肌)而产生呼吸肌群收缩运动。咳嗽是机体的重要防御机制之一,有助于清除呼吸道的分泌物、有害物质或异物,保持呼吸道通畅。

支气管炎是支气管内膜的一种炎症,患者往往多痰,痰液可以引起患者咳嗽。这种咳嗽应以祛痰为主,不能单独使用止咳药物,以免影响痰液的排出,止咳效果也不理想。痰液滞留在呼吸道,容易诱发感染,不利于支气管黏膜的恢复。

慢性支气管炎一般为慢性非特异性炎症。当气温骤降、烟雾粉尘、污染大气、吸烟等刺激支气管黏膜,就使支气管痉挛、黏膜变异、纤毛运动降低、黏液分泌增多,患者可有咳嗽、咳痰或喘息的症状出现。单纯止咳不能达到良好的效果,去除上述致病因素才是重点。

支气管炎的治疗首先要针对病因,其次再针对症状治疗。明确为感染引起的支气管炎,以抗感染治疗为主,辅以止咳化痰。吸烟者应该戒烟,避免接触刺激呼吸道的气体。清除积在气管及肺部的痰液,可以服用化痰药,使浓痰变稀,从而较易咳出。咳嗽是一种良性行为,如果乱服止咳药,痰液将大量地积在支气管及肺部,会使支气管炎不易痊愈甚至可使其恶化,因此患支气管炎不能乱吃止咳药。

## 慢性支气管炎患者如何合理使用抗生素

慢性支气管炎的患者首先要明确是否是细菌感染,如果是病毒感染、理化因素刺激、过敏性原因引起的,使用抗生素是无效的。其次根据致病菌的种类选择应用抗生素,效果较好。但确定致病菌的培养检查至少需 3～5 日才能出结果,而且实验结果受很多因素影响、加之技术条件的限制,有些病菌目前尚不能培养出来,所以需要一边根据临床治疗指南、当地细菌感染流行病学调查结果先经验性地应用抗生素治疗,一边同时积极进行痰涂片和痰培养检查。

临床上,应用抗生素有一些经验性用药,如患者咳白色黏痰,常选用复方磺胺甲唑(复方新诺明)、麦迪霉素、螺旋霉素、交沙霉素、四环素、红霉素、多西环素(强力霉素)、阿奇霉素等其中的一种口服。慢性支气管炎急性发作时,常用青霉素与链霉素合用,对流感嗜血杆菌有协同作用。对咳黏痰、脓痰或有发热

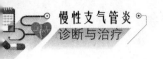

者,可选用氨苄西林、头孢菌素类等。严重感染经抗生素治疗3日后,若病情未见好转,则应根据痰细菌培养药物敏感试验结果,调整抗生素的使用。

患者在应用抗生素时要注意以下几点。

(1) 所用药物的抗菌谱,即所服用的抗生素在常规剂量下对致病菌是否有敏感的抑制或杀灭作用。

(2) 选择合适的给药途径,对轻、中度的细菌感染应采用口服给药,严重感染则应肌内或静脉给药。

(3) 所选用的抗生素能否到达气管、支气管的部位,在感染部位有一定的有效抗菌浓度,维持足够的时间。

下面简要介绍几种常用抗生素的特点及注意事项。

(1) 青霉素 G:是最早被发现的抗生素,对肺炎球菌、A 组溶血性链球菌、除脆弱类杆菌以外的厌氧菌感染属首选药物,但近年来耐药的情况出现较多。此属于时间依赖性抗菌药,所以静脉滴注给药需要每日 2~6 次为宜。1 次给药量宜用 100~250 ml 注射用生理盐水或 5%葡萄糖注射液溶解后在 0.5~1 小时内滴完。但是青霉素过敏反应较常见,需要注意。

(2) 头孢菌素类抗生素:第一代有头孢唑啉、头孢拉定等;第二代有头孢替安、头孢等;第三代有头孢他啶、头孢哌酮、头孢地尼、头孢曲松等;第四代有头孢匹肟等。如是社区获得性轻、中度感染,第一、二代头孢菌素抗菌谱足以覆盖。第三、四代头孢菌素抗菌谱更广,对革兰阴性杆菌效果良好,对于强致病性的鲍曼不动杆菌、铜绿假单胞菌等都有效,但其价格较贵,只用于重度感染或免疫功能低下患者。

（3）大环内酯类抗生素：如红霉素、罗红霉素、克拉霉素、阿奇霉素等，多数可口服，主要对革兰阳性球菌和非典型病原体有效，宜用于轻中度呼吸道感染、支原体感染及衣原体感染等。早期的大环内酯类抗生素属于时间依赖性抗生素，需要每日3～4次给药，新大环内酯类特别是阿奇霉素，由于半衰期较长，已经可以每日1次给药。

（4）氨基糖苷类抗生素：如阿米卡星、依替米星、奈替米星等，主要用于革兰阴性杆菌感染和金黄色葡萄球菌等感染，属于剂量依赖型抗生素，每日只需1次给药就能取得良好疗效，但是要注意其有听神经和肾毒性。

（5）喹诺酮类抗生素：为人工合成的抗菌药，主要有环丙沙星、氧氟沙星、左氧氟沙星、加替沙星、莫西沙星等，此类抗菌药物主要对革兰阴性杆菌有效，多用于轻中度呼吸道感染和尿路感染及肠道感染等。新一代喹诺酮类抗生素由于抗菌活性强，能覆盖几乎所有呼吸道感染常见菌，所以又被称为呼吸喹诺酮，广泛应用于呼吸道感染。

临床上能用1种抗菌药物控制的感染，尽可能不采取联合应用；如果单一抗菌药物效果不理想或重度感染患者可按药物敏感试验结果选用2种抗菌药物联用，一般不采用3种以上抗菌药物联用。

## 长期大量使用广谱抗生素有什么危害

抗生素是在很低浓度下能够在人体里面使用的毒性比较

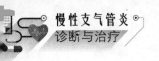
低、安全性比较高的药物。抗生素的作用就是杀灭或抑制感染我们的微生物,目的是把病原体杀灭或抑制其生长,控制疾病,以最终治疗疾病。慢性支气管炎急性发作期及慢性迁延期存在感染的,应用抗生素治疗,对延缓疾病进展及改善预后都有益处。但长期大量使用广谱抗生素对慢性支气管炎患者是极为不利的。其危害表现如下。

(1)出现二重感染。在使用抗生素治疗过程中发生了其他细菌或真菌感染,称为二重感染。在正常情况下,人体的口腔、呼吸道、肠道等都有细菌生长,这些细菌在相互拮抗下维持着动态平衡。长期大剂量使用广谱抗生素,导致敏感菌群被抑制或杀灭,未被抑制的细菌、真菌等大量繁殖,就会发生二重感染,引起体内菌群失调。为避免发生二重感染,就应合理使用抗生素。对一般感染不要长期、大剂量使用抗生素,应采取综合治疗方法。

(2)耐药加重。由于抗生素的大量长期不规范应用,导致细菌变异增加,耐药病原菌不断产生和传播。据统计,耐头孢菌素类的菌株已达40%,耐喹诺酮类的菌株达到30%以上。病原菌对抗生素的耐药已成为慢性支气管炎及肺炎治疗中的重要问题。

(3)毒性和不良反应加大。长期大量应用青霉素会出现药疹、静脉炎、皮肤瘙痒等;喹诺酮类的药物会引起患者关节炎症,甚至肝脏、心脏的受损;氨基糖苷类药物会引起肾脏损害;四环素、红霉素可引起肝损害。多数抗生素对胃肠道都有一定的刺激性,长期大量使用必定对胃肠造成不利的影响。一些抗生素短期服用毒性和不良反应较小，长期大量使用就会对肝、肾功能有损害。

（4）造成医疗资源浪费。长期大量使用抗生素不但对患者本人不利，还会造成医疗资源的浪费。

# 慢性支气管炎患者如何选用祛痰药

痰主要来自气管、支气管腺体及杯状细胞所分泌的黏液。当呼吸道发生急性炎症时，浆液腺分泌物增加，多形成量多而质较稀的痰液。炎症后期或慢性炎症时，杯状细胞及黏液腺的分泌增多，痰液则变得稠厚，此时呼吸道内形成积痰。祛痰药主要通过稀释痰液或液化黏痰，使之易于咳出。

临床常用的祛痰药包括两大类：黏液分泌促进药和黏液溶解药。

**1. 黏液分泌促进药**

黏液分泌促进药能增加痰液中的水分含量，稀释痰液而发挥祛痰作用。按作用机制又可以分为恶心性祛痰药和刺激性祛痰药。

（1）恶心性祛痰药：口服后刺激胃黏膜和支气管黏膜，反射性地引起轻微恶心，促进支气管腺体分泌增加，使痰液稀释，易于咳出，同时还可以减轻咳嗽。许多含皂苷的中草药，如远志、桔梗均属恶心性祛痰药。此类药物祛痰作用温和，对呼吸道急性炎症较好，对于稠厚黏痰的稀释作用不明显。

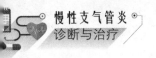

(2) 刺激性祛痰药:通过热水熏蒸吸入其蒸汽,可以对呼吸道黏膜产生温和的刺激作用,使黏膜轻度充血,促进局部血液循环,同时能湿润呼吸道,使痰液黏稠度降低而容易咳出。代表药物有桉叶油、安息香酊、松节油、愈创木酚等。

常用的药:氯化铵,成人每次 0.3~0.6 g,每日 3 次;或服用氯化铵合剂(氯化铵 10 g,甘草流浸膏 5 ml 加水至 100 ml),每次 10 ml,每日 3 次,适用于呼吸道炎症痰液黏稠不易咳出的患者。此外,中药中的紫菀、款冬花、陈皮、半夏等都具有化痰作用。

2. 黏液溶解药

能改变痰中黏性成分,降低痰的黏稠度,使之易于咳出。按作用机制,黏液溶解剂分为 4 类:

(1) 通过使痰液中的酸性黏蛋白纤维断裂,从而降低痰液黏稠度,代表药溴己新、氨溴索,这类药对脱氧核糖核酸(deoxyribonucleic acid, DNA)无分解作用。

(2) 药物的结构中含巯基的氨基酸,它们通过自身的巯基与黏蛋白的二硫键互换作用,使黏蛋白分子裂解而产生降低痰液黏稠度的效果,代表药有乙酰半胱氨酸、美司钠等。

(3) 酶制剂,如脱氧核糖核酸酶,可以使脓性痰中的 DNA 分解,脓性痰的黏度迅速下降。其他酶制剂有胰蛋白酶、糜蛋白酶等。

(4) 表面活性剂,代表药是泰洛沙泊,气雾吸入时可降低痰液的表面张力,从而降低痰的黏度,使之易于咳出。

能使稠厚的痰液溶解稀释、黏度降低而易于咳出的常用药物如下。

● 盐酸溴己新(必嗽平):口服后可反射性地增加支气管分泌而有祛痰作用,适用于支气管炎、肺气肿等有白色黏痰不易咳出者。成人每次 8～16 mg,每日 3 次。它的不良反应是恶心及胃部不适感,因此,消化道溃疡患者慎用。

● 盐酸氨溴素(沐舒坦):可促进呼吸道内黏液分泌物的排出,适用于急性及慢性支气管炎、支气管哮喘、肺气肿、成人呼吸窘迫症等。成人每次 30 mg,每日 3 次,餐后服。

● 强力稀化黏素:是一种脂溶性挥发油,具有溶解黏液、促进黏膜分泌和支气管解痉及消炎作用,能明显改善患者气道的通气功能。可用于支气管炎、下呼吸道严重感染、鼻窦炎等。成人每次 300 mg,每日 3～4 次。偶有恶心、胃部不适。

● 厄多司坦:具有黏液溶解作用和清除氧自由基的活性。用于治疗慢性阻塞性支气管炎,包括慢性支气管炎因感染急性加重。成人每次 300 mg,每日 2 次,口服。未见明显不良反应,主要有胃肠道反应,且较轻微。

慢性支气管炎患者可以根据自身情况,选用上述祛痰药物,帮助黏稠的痰液稀释,利于痰液的排出。


## 慢性支气管炎患者如何使用平喘药物


喘息型慢性支气管炎以慢性咳嗽、咳痰、喘息为主要临床表现,在慢性支气管炎患者伴发不同程度的喘息、气促甚至呼吸困难时,需要运用平喘药进行治疗。平喘药是指能缓解支气管平

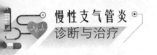

滑肌痉挛和扩张支气管的药物,对改善或缓解慢性支气管炎患者气促、喘鸣症状大有帮助。此外平喘药可解除支气管痉挛,有利于排痰和改善患者通气,促进支气管黏膜消肿,纠正缺氧和二氧化碳潴留,从而达到改善呼吸功能的目的。临床常用的平喘药主要包括有β受体激动药(如特布他林、丙卡特罗、沙丁胺醇等),茶碱类平喘药(如氨茶碱、二羟丙茶碱、多索茶碱等),抗胆碱类平喘药(如溴化异丙托品、噻托溴铵粉吸入剂等)及糖皮质激素(如甲泼尼龙、泼尼松、地塞米松、氟替卡松等)。

### 1. β受体激动剂

气管β受体有两个亚型,即 $\beta_1$ 和 $\beta_2$。当气道 $\beta_2$ 受体激动时,所产生的主要效应均有利于缓解和消除喘息。β受体激动剂具有松弛气道平滑肌、抑制炎症细胞、控制迟发型哮喘反应与气道高反应性、促进纤毛清除功能等作用。丙卡特罗有明显的镇咳作用。常用的β受体激动剂有沙丁胺醇、特布他林、克伦特罗、丙卡特罗、氯丙那林(氯喘)、福莫特罗、沙美特罗等。其中沙丁胺醇是较理想的快速控制喘息症状的药物,具有较强的支气管扩张作用,俗称舒喘灵,该药属于选择性 $\beta_2$ 受体激动剂。临床上主要将此药用于治疗支气管哮喘、喘息型慢性支气管炎和肺气肿患者的支气管痉挛。孕妇及心功能不全、甲状腺功能亢进者应慎用此药。福莫特罗、沙美特罗是中、长效β受体激动剂,1日仅需使用2次,特别与吸入型糖皮质激素联合吸入,简单方便,利于控制症状。β受体激动剂的不良反应有引起心率增快、升高收缩压、降低舒张压、引起低钾、促进脂肪分解、升高血糖、厌食、肌肉震颤等。

## 2. 抗胆碱药

抗胆碱药早在17世纪即开始用于治疗支气管哮喘、慢性支气管炎、肺气肿等呼吸系统疾病,其代表是吸入曼陀罗烟草。正常人的气管有静态张力,主要受胆碱能神经的控制。应用抗胆碱药后可见气管静态张力降低。由于胆碱能神经在气道的分布不均匀,在大气道分布多,而在小气道分布少,因此胆碱能神经张力升高主要使大气道的口径缩小,对小气道口径影响小。应用抗胆碱药,主要目的是使大气管松弛,当小气管收缩明显时,才有一定的松弛作用。与此同时,β受体激动剂对大、小气管均有松弛作用。在慢性阻塞性肺疾病(主要是慢性支气管炎、肺气肿)患者小气管有纤维化时,往往有不可逆性气道狭窄,当分泌物过多,特别是肺气肿时,小气管还会失去弹性,可压迫肺泡壁。此时胆碱能神经张力高低可明显影响气道的口径。应用抗胆碱药使胆碱能神经张力降低,可明显改善通气功能。故此,抗胆碱药对于慢性阻塞性肺疾病的平喘疗效,较哮喘为佳,有时甚至优于β受体激动剂的疗效。目前常用的抗胆碱药有溴化异丙托品、噻托溴铵等。新一代的吸入型抗胆碱药的不良反应已经较轻,对气道有明显松弛作用而对心血管的作用较小,少数患者出现口干、苦味感、咳嗽,使用时应避免药物影响到眼部,长期应用没有耐受现象。

溴化异丙托品属于强效抗胆碱药,全身及心血管的不良反应极少,局部应用安全。临床上主要将此药用于预防和治疗支气管哮喘及喘息型慢性支气管炎,尤其适用于不能耐受β受体激动剂类平喘药的患者,特别对婴幼儿哮喘治疗效果较明显。

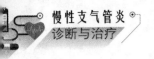

### 3. 茶碱类药物

茶碱应用于慢性支气管炎平喘作用,其机制是抑制磷酸二酯酶、阻断腺苷受体、增加儿茶酚胺释放、降低细胞内 $Ca^{2+}$ 浓度、促进气道纤毛运动。新的研究发现,茶碱还具有抗炎作用和免疫调节作用。茶碱的治疗量和中毒量比较接近,容易引起不良反应,在国外已被列为三线用药。而国人由于体重、代谢等原因,血浆浓度低于国外,故茶碱目前仍普遍用于临床。茶碱的不良反应有恶性、呕吐、头晕、心悸、心律失常、血压下降、窦性心动过速、室性期前收缩(室性早搏)等。可以导致茶碱血药浓度下降的药物有 β 受体激动剂、卡马西平、苯巴比妥、苯妥英钠、利福平、麻黄碱、两性霉素、钙通道阻滞剂。导致茶碱浓度上升的药物有 β 受体阻滞剂、卡介苗、干扰素、$H_2$ 受体阻断剂、别嘌醇、美西律、口服避孕药、大环内酯类抗生素、喹诺酮类抗生素、丙磺舒、复方磺胺甲唑(复方新诺明)、异烟肼等。

目前临床应用的茶碱制剂,普通的有氨茶碱、二羟丙茶碱、多索茶碱等,复方制剂有复方长效氨茶碱片[含氨茶碱、马来酸氯苯那敏(扑尔敏)、苯巴比妥、氢氧化铝]、复方甲氧那明(阿斯美,含甲氧那明、那可汀、氨茶碱、马来酸氯苯那敏)等。

### 4. 糖皮质激素类药物

糖皮质激素的主要作用是抗炎、抑制血管壁通透性及炎性渗出、减少痰液分泌和消除气道黏膜水肿、恢复和加强 $β_2$ 受体兴奋性、提高细胞内环磷酸腺苷浓度,使平滑肌松弛。但是全身型糖皮质激素的不良反应较大,因此慢性支气管炎的患者应用此类药物多采用雾化吸入或粉末吸入的方式。目前常用的有丙酸氟替卡松、丙酸倍氯米松、布地奈德、曲安奈德等。临床应用糖皮质激素吸入药物都必须在使用后深部漱喉咙，以减少咽喉部的不良反应发生。

吸入型糖皮质激素有局部不良反应和全身不良反应。局部不良反应有声音嘶哑（发音困难）、口咽部假丝酵母菌（念珠菌）感染、喉部刺激与咳嗽等。全身不良反应包括对丘脑—垂体—肾上腺轴（hypothalamic-pituitary-adrenal axis，HPA）的影响，儿童吸入布地奈德0.4 mg/天，6个月，显示明显的HPA抑制；成人吸入布地奈德1.5 mg/天，才会明显抑制HPA。

平喘药物可以单独连续应用，也可以组合应用，甚至目前已有组合型制剂销售。使用原则要注意两点：第一，避免同类药物联合应用，如氨茶碱、二羟丙茶碱（喘定），联合应用不能增加药效，反而会增加药物的毒性和不良反应；第二，喘息型慢性支气管炎患者要采用综合治疗的方式，即在平喘治疗的同时，也要注意及时应用抗感染、化痰、镇咳的药物。

## 慢性阻塞性肺疾病急性期的治疗原则是什么

慢性阻塞性肺疾病（慢阻肺）急性期的治疗原则主要是快速控制症状，防止引起严重并发症。

治疗包括：①积极应用抗生素控制感染；②给予支气管扩张药及化痰药对症治疗；③控制性吸氧，可以应用双水平呼吸道正压呼吸机治疗；④对于症状严重的患者可考虑应用糖皮质激素

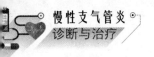

静脉给药。

部分医生采用低分子量肝素抗凝治疗慢阻肺急性期患者有
很好的临床疗效。

## 慢性支气管炎患者怎样服药

慢性支气管炎是老年人常见的疾患之一,多因反复呼吸道
感染未及时治愈转变而成,常常反复发作。临床上常表现为咳
嗽、咳痰,或伴有气短、喘息等,严重者可并发肺气肿、肺源性心
脏病(肺心病)等。慢性支气管炎常用的治疗方法是药物治疗,
正确的服药方法对慢性支气管炎患者尤为重要。

慢性支气管炎急性发作或慢性迁延期有细菌感染的证据
时,必须及时给予抗菌药治疗,单用或联合应用、静脉或口服,一
般 7~10 日为 1 个疗程。感染较轻时,以口服为主;感染严重者,
静脉注射给药,病情改善后可用口服药巩固治疗。但抗菌药物
不能长期使用,口服抗菌药物的疗程为 5~7 日。如果疗效不佳,
患者不能自行换药,应请医生调整抗菌药。

常用的抗生素:①阿莫西林,每日 2~4 g,分 2~4 次口服,使
用阿莫西林前必须进行青霉素皮肤试验,阳性反应者禁用;②头
孢拉定,口服,成人每次 0.25~0.5 g,每 6 小时 1 次,每日最高剂
量为 4 g(16 粒),小儿按每千克体重每次 6.25~12.5 mg/kg,每
6 小时 1 次;③左氧氟沙星,口服,每次 0.2 g,每日 2 次,或每次
0.5 g,每日 1 次,疗程 7~14 日,老年患者常有肾功能减退,因本

品部分经肾排出,需减量应用;④氨苄西林,肌内注射或静脉滴注,成人肌内注射剂量为每日2~4g,分4次给予,静脉给药剂量为每次4g,加入0.9%氯化钠注射液500 ml中,每日2次,每日最高剂量为14 g;⑤阿奇霉素,静脉滴注,本品加入到250 ml或500 ml的0.9%氯化钠注射液或5%葡萄糖注射液中,成人用量为每次0.5 g,每日1次,至少连续用药5日。

如患者血常规显示淋巴细胞升高,白细胞和中性粒细胞计数不增加,甚至减少,考虑患者的感染可能由病毒引起。可口服利巴韦林(病毒唑),成人每次100~200 mg,老年人每次100~150 mg,每日3次;小儿每日10~15 mg/kg,分3次口服;病情严重者可肌内注射或静脉注射给药。

在抗感染的同时,可给予祛痰镇咳药物,改善咳嗽、咳痰症状。常用药物有复方甘草合剂、溴己新、盐酸氨溴索、复方氯化铵口服液等,或对症用复方竹沥液、蛇胆川贝液等中成药。对年老体弱、无力咳痰者或痰量较多者,应以祛痰为主,慎用可待因等强效镇咳药,以免引起呼吸中枢抑制,加重呼吸道阻塞或引起并发症而导致病情恶化。常用的口服祛痰药物:①复方甘草合剂,每次10 ml,每日3次;②溴己新(必嗽平),每次8~16 mg,每日3次;③盐酸氨溴索(沐舒坦),每次30 mg,每日3次;④标准桃金娘油(吉诺通),每次0.3 g,每日3次。

伴有喘息者,可使用解痉平喘药物或支气管舒张剂,如氨茶碱、硫酸特布他林、溴化异丙托品等,有利于改善症状。若使用气管舒张剂后气道仍有持续阻塞,可应用泼尼松(强的松)、地塞米松等激素类药物。患者喘息严重时,要及时就医,以免延误病

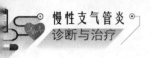
情,导致不良后果。常用的平喘药物:①氨茶碱,口服,成人常用量每次 0.1~0.2 g,每日 3 次;②硫酸特布他林气雾剂,喷雾吸收,每次 1~2 喷,每日 3~4 次,严重患者每次可增至 4 喷,最大剂量不超过 24 喷/24 小时。

## 防止慢性支气管炎复发的"三要点"是什么

慢性支气管炎多见于中老年人,俗称"老慢支",此病常反复发作,给患者带来极大的痛苦,病情严重还会危及生命。慢性支气管炎的治疗没有特效的药物,最主要的防治方法就是防止复发,延缓疾病的进展。

第一个要点:慢性支气管炎患者饮食的基本原则是要保证足够的水分摄入,选择高蛋白、高维生素、低脂肪、易消化食物,目的是满足身体代谢需要,增强人体的抗病能力。具体应做到"三要三不要",即:要多喝水,每天的饮水量不低于 2 000 ml,使痰液稀释易于排出;要选择含蛋白质丰富的食品,以鱼、禽、蛋、瘦肉等优质蛋白质为主;要进食足够的维生素,特别是维生素 A 和维生素 C。不要吃太冷、太热或生硬的食物;不要进食奶制品,防止使痰液黏稠而难以排出,滞留在气管,引起感染;不要饮用咖啡、浓茶和碳酸类等饮料,避免引起胃肠道不适。

第二个要点:主动咳嗽,清除呼吸道的分泌物,保持呼吸道通畅清洁。慢性支气管炎患者呼吸道自我清除痰液的能力减弱,痰液滞留于气管、支气管,这是引起炎症反复发生的重要原因之一。加上支气管痉挛狭窄及平滑肌的萎缩,降低了咳嗽反应的敏感性,增加了痰液排出的难度。主动咳嗽的具体做法:患者应于每日早晚选择一处空气清新之地做深呼吸。深吸气时双臂慢慢抬起,呼气时突然咳嗽,同时放下双臂,咳出痰液,如此反复做 10 次,每次深呼吸之后做几次正常呼吸。坚持锻炼,既可以增加肺心功能,又可以减少肺源性心脏病的急性发作,从而防止或缓解呼吸衰竭与心力衰竭。

第三个要点:加强呼吸运动锻炼,积极预防并发症。呼吸锻炼对慢性支气管炎患者有积极的作用。开始时患者仰卧、闭嘴,缓慢而深沉地经鼻吸气(力争上腹部最大限度地隆起),然后缩唇(口形呈吹口哨样),缓慢而均匀地呼气。吸气与呼气时间之比约为 1∶2,即短暂吸气、长时间呼气。逐渐适应后可改为坐位、前倾位或站立位,呼吸方法同上。开始每日做 2 次,早晚各 1 次,每次 10～15 分钟,以后可逐渐增加锻炼的时间。医学研究显示,只要坚持呼吸锻炼,大多数患者可长期保持较为正常的呼吸功能,发展成阻塞性肺气肿或肺源性心脏病的可能性大大减少。慢性支气管炎患者也可采用吹气球法,以保持肺泡与支气管的弹性,防止或减轻肺气肿。周天吐纳气功、五禽戏、六字诀等传统功法锻炼,以及祖国传统戏剧唱法如京剧等的运气吐纳,也有利于调整患者的呼吸功能。


## 慢性支气管炎患者如何预防感染

慢性支气管炎是指气管、支气管黏膜及其周围组织的慢性

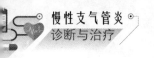

非特异性炎症,特征为咳嗽、咳痰,或伴有喘息且反复发作的慢性过程,严重时可并发阻塞性肺气肿、肺源性心脏病。此病尤以中老年人为多见。感染常使慢性支气管炎反复发作,加重病情,且增加其治疗难度。可以从以下几方面预防感染。

(1) 戒烟及脱离烟雾环境:研究证明,吸烟与慢性支气管炎的发生有密切关系,吸烟时间越长,烟量越大,患病率也越高。经常吸烟者,可引起支气管黏膜鳞状上皮发炎,黏膜腺体增生、肥大和支气管痉挛,支气管黏膜遭到破坏,易发生感染。烟雾、粉尘及烟尘中携有二氧化硫、二氧化氮、氯气、臭氧等,同样能损伤呼吸道黏膜,降低呼吸道的防御功能而引发感染。因此,患者应戒烟并做好防尘、防毒、防烟雾的工作。

(2) 进行运动及耐寒锻炼:清晨或傍晚在公园或空气新鲜的地方,可根据自身体质选择保健操、太极拳、五禽戏等项目,或做扩胸运动、深呼吸运动、散步、气功等,增强体质,提高抗病能力。耐寒锻炼,冬季坚持冷水洗漱,根据季节和机体情况调节保温措施,不要过早穿棉衣。

(3) 注意起居,预防感冒:在气候突然变化时和寒冷季节,应注意及时添减衣物,避免受凉感冒,预防流感。保持室内空气流通、新鲜,有一定湿度,注意起居环境卫生。污染的环境有利于病毒、细菌的生长繁殖,增加慢性支气管炎感染的风险。外出回家以后,也可以进行上呼吸道如鼻、口、喉部的清洁,以减少细菌携带。

(4) 药物预防感染:可采用气管炎菌苗注射,提高免疫力,防止或减少感染,在发作季节前每周皮下注射 1 次,剂量从 0.1 ml 开始,0.5~1 ml 为维持量,如有效,可坚持 1~2 年。也可服用具有增加免疫力的中草药或中成药,预防感染。

(5)采取正确的祛痰方法:年老体弱无力咳嗽者或痰量较多者,以吐痰为主,不宜选用强烈镇咳药,以免抑制呼吸中枢,导致痰液滞留气管、支气管,加重呼吸道阻塞,诱发感染。还可以采取拍背松痰法使痰液易于排出。

## 慢性支气管炎患者如何保持排痰通畅

慢性支气管炎患者的痰液主要成分为脱落的上皮细胞、坏死组织、细菌、病毒、灰尘、白细胞等。如果痰液不能及时排出,就会阻塞气管、支气管,还会成为细菌、病毒等微生物的培养基,从而加重病情。所以保持排痰的通畅尤为重要。

在慢性支气管炎的急性发作期间,老年患者由于自身的功能降低,无力咳痰,可感觉到痰液黏滞不易咳出、胸闷气阻。这是因为痰液过于黏稠,附着于气管、支气管壁,难于用咳嗽的方法使之自行排出。此时患者可在咳嗽前先喝几口温开水,或者用温开水含漱喉咙,使咽喉部湿润再咳。也可用直径10～15 cm的杯子,内盛半杯沸水,将口鼻置于杯口上,用力深吸水蒸气,水稍凉后可再换沸水,反复2～3次。这样可使气管、支气管内的痰液稀释而顺利咳出。有条件者可用雾化吸入的方法,具体做法是用溴己新、糜蛋白酶,或联合特布他林(博利康尼)与普米克令舒配成药液,进行超声雾化吸入,每日2～3次,有消除支气管炎症和稀释痰液的作用,有利于痰液排出。

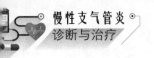

身体整体状况还可以的患者,可以采用五禽戏、八段锦、扩胸运动、深呼吸运动、气功疗法等,有利于痰液咳出,可选择其中的1~2种进行锻炼。

长期卧床的患者,痰液往往难以咳出,抗生素和祛痰药的效果有限,喘憋症状较为严重。如果患者可以站立,家属应让其定期在室内适当活动;确实不能活动者,可采取头低足高位或倒立卧位,以利体位引流,使积聚的痰液咳出。也可采用拍背法,患者取侧卧位,将臀部适当垫高,头部略低。操作者用手掌从腰部向头部方向轻轻拍打患者背部,力度要适中,然后嘱患者深呼吸,每日进行2~3次。潴留在气管、支气管或肺部的痰因受到震动而移动,同时还可使痰液移出积聚的支气管腔,然后嘱患者做深呼吸运动,再将痰咳出。

严重的慢性支气管炎合并肺气肿的老人,由于感染控制不佳,气管脱落的上皮细胞多,气管的黏液分泌较黏稠,形成块状痰的可能性较大,这样会阻塞气道引起窒息危及生命。患者发生这种情况时,家属应立即用牙刷柄、筷子或汤勺柄等物向下压住患者的舌头,将裹有小毛巾或纱布的手指伸向其喉部,将阻塞的痰块抠出,便可达到急救的目的。

## 慢性支气管炎为何迁延多年不愈

多数慢性支气管炎患者,经过系统、连续、合理的治疗,病情都可以得到不同程度的控制或好转。但是只有少数患者的慢性支气管炎可以治愈,大部分患者病情反复,迁延不愈,有的甚至还危及生命。

正常人的气管黏膜表面有纤毛柱状上皮细胞,每个细胞上有200多根纤毛,纤毛长度为6～7 μm,排列整齐,并以每分钟上千次的频率向咽部方向摆动。这种运动使外来异物连同黏液被推到咽喉部,最后以痰的形式排出。但是慢性支气管炎患者,在长期病理改变中,气管、支气管的组织结构发生改变,黏膜下层平滑肌束断裂、萎缩,黏膜萎缩,纤毛数量减少、运动减弱,不利于痰液的排出,患者就会表现为反复咳嗽、咳痰,或伴有喘息,迁延不愈。

慢性支气管炎患者咳嗽、咳痰或伴喘息反复不愈,且逐渐出现程度不等的胸闷、气促的症状,就要去医院做肺功能检查,以明确是否存在气流受限并且不完全可逆,是否已经发展为肺气肿、慢性阻塞性肺疾病。

所以慢性支气管炎的初期要脱离致病因素,积极治疗,使之能恢复;中后期积极治疗,防治反复感染损害气管、支气管,延缓疾病的进展。一旦确定已进展为阻塞性肺气肿,要以积极乐观的态度进行治疗,经过积极、正确的治疗,肺气肿、慢阻肺患者的生活质量可以显著地提高,肺功能可以保持甚至得到部分恢复。

## 中医学对慢性支气管炎的认识如何

慢性支气管炎以咳嗽、咳痰或伴有气喘为主要临床症状,属于中医学"咳嗽""痰饮""喘证"等疾病范围。中医学认为它的发生和发展与肺、脾、肾三脏功能的失调和衰退有着极其密切的关系。而脾肾阳虚是本病主要的病理基础,特别是肾脏的衰惫。

　　古人有"肺不伤不咳,脾不伤不久咳,肾不伤不喘"的论述。肺居高位,为华盖,主气司呼吸,开窍于鼻,外合皮毛,朝百脉而通调水道。凡外邪侵袭,首先犯肺,肺失宣降则气机上逆而致咳嗽、喘促。如果久咳不愈则肺气受损、表卫失固,机体抗御外邪能力下降,也容易招致外感六淫之邪的侵袭,造成反复咳嗽。脾为后天之本,气血生化之源,具有运化水谷和输布水液精微的作用。饮食入胃,依赖脾脏的运化,使水谷精微化生为气血津液以营养全身。如果脾阳不足则运化无权,水谷精微无以化生为气血,反而聚湿生痰,痰湿上壅于肺,造成肺失肃降而致咳嗽、痰多、气喘。肾为先天之本,主水液,藏精主骨生髓,内寓阴阳,为人体元气之根,水火之宅。人体各脏腑的功能和生理活动,均赖肾阴的滋养和润泽、肾阳的温煦和推动,特别是水液的输布和排泄更离不开肾阳的温煦和调节。如果肾阳不足、命门火衰则火不生土,造成脾阳不足,脾阳虚则中焦运化失常,不能使津液输布于肺,肺失通调之权,水湿为聚,酿痰成饮,上渍于肺,阻塞气道,以致肺气宣降失司,造成咳嗽、痰多、气喘等症。所以古人云:"肾为生痰之本,脾为生痰之源,肺为贮痰之器"。

　　本病的发生与发展常与外邪的反复侵袭,肺、脾、肾三脏功能失调密切相关。急性发作期,大多因肺气虚弱,卫外不固,加之外邪入侵,以致咳嗽、咳痰反复发作;或因久咳不已、反复发作;或因年老体虚,肺脾肾虚,水津不布,痰饮内停,阻遏于肺,引起长期咳喘;或因吸烟、饮酒等因素伤及于肺,进而形成本病。病变经久不愈,久病及肾,故病情严重者常伴有气喘不能平卧,动则尤甚等肾不纳气的表现。

中医学将"咳嗽"分为外感咳嗽和内伤咳嗽两大类:外感咳嗽病程短,多由感冒风寒引起,以实证居多;内伤咳嗽病程较长,又称久咳,多为虚证,或虚实夹杂。外感咳嗽治疗不当,又可以形成内伤咳嗽。内伤咳嗽往往由外感诱发而导致病情加重。

中医学将"痰饮"的病机概括为:中阳素虚,复加外感寒湿、饮食、劳欲所伤,三焦气化失宣,肺、脾、肾对津液的通调转输蒸化失职,阳虚阴盛,水饮内停。中医学中的痰饮与西医学中慢性支气管炎的痰液概念是不同的。

中医学的"喘证"指主要表现为呼吸困难,甚至张口抬肩、鼻翼翕动、不能平卧的一种病证。喘证有虚实之分,实喘是指邪气壅肺,气失宣降;虚喘是指精气不足,肺肾出纳失常。中医学的喘证还包括西医的阻塞性肺气肿、呼吸衰竭等造成的呼吸困难,与慢性支气管炎的气喘不能完全等同。

# 什么是慢性支气管炎的本证

慢性支气管炎的本证包括肺气虚、脾阳虚、肾阳虚、阴阳俱虚、肺肾阴虚等。

### 1. 肺气虚证

主症:病发时常以咳嗽为主,咳声清朗,多为单声咳或阵发

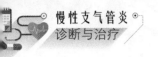

性间断的咳嗽,白天多于夜晚,痰量较少。舌质正常或稍淡,舌苔薄白。脉象弦细或缓细。

次症:怕风,易出汗,易感冒。

辨证要点:时常咳喘,易出汗,易感冒;舌质淡;脉缓细或弦细。

### 2. 脾阳虚证

主症:常咳声重浊,多为连声咳,白天轻、夜间重,咳黏液或浆液性痰,痰量常较多。舌质淡或胖,常有齿痕,舌苔白或白厚腻。脉象濡缓或滑。

次症:食欲不振,饭后饱胀感,面容虚肿,大便溏软。

辨证要点:痰多,食欲不振,面容虚肿,大便溏软;舌质淡或胖伴有齿印,苔白或白腻;脉象濡缓或滑。

### 3. 肾阳虚证

主症:以动则气短为特征。发病时常咳声嘎涩,多为阵咳,夜间多于白天,痰量多。舌质淡胖或有瘀象,舌苔白滑润。脉多沉细、弦细或细数。

次症:腰酸肢软,咳剧时则遗尿、夜尿多,头晕耳鸣,身寒肢冷,气短语怯。

辨证要点:动则气短,气喘,痰量多;腰酸肢软,形寒肢冷;舌淡胖,苔白滑润;脉细。

### 4. 阴阳俱虚证

主症:在肾阳虚的基础上兼有口干咽燥,五心烦热,潮热盗汗等阴虚症状。舌胖、色紫,少苔或无苔;常有瘀象,脉多细数。

辨证要点:在肾阳虚的基础上兼见口干咽燥,五心烦热,潮热盗汗;舌色紫、少苔;脉细数。

5. 肺肾阴虚证

主症:干咳无痰或痰量较少,痰黏稠呈块,不易咳出,常动则气短。舌苔光剥或少苔,舌质红。脉细数。

次症:口干咽燥,五心烦热,潮热盗汗,头晕目眩,腰酸肢软。

辨证要点:动则气短,干咳少痰,口干咽燥;腰酸肢软;舌质红、少苔;脉细数。

# 什么是慢性支气管炎的标证

慢性支气管炎的辨证重在肺、脾、肾三脏,由肺而脾而肾,表示病情渐次加重。肺主气司呼吸,为贮痰之器,肺失治节,在肺则表现为以咳嗽为主;脾主运化,为生痰之源,在脾则表现为以咳痰为主;肾主纳气,为气之根,生痰之本,在肾则表现为以气喘为主。肺不伤不咳,脾不伤不久咳,肾不伤不喘。本病标在肺,其制在脾,其本在肾。

1. 风寒束肺证

主症:咳喘痰多,恶寒肢冷,痰白清稀多泡沫且易咳出。

次症:咽痒,不发热或低热,口不干渴,鼻塞,流清涕,尿清长,舌淡苔薄白或白,脉紧或滑。

辨证要点:咳嗽痰多,恶寒,肢冷,痰液清稀,咽痒,鼻塞,流清涕。

2. 风热袭肺证

主症:咳喘痰多,痰黄或白黏难咳出,发热恶风。

次症:口干咽痛,便干尿黄,鼻塞,流浊涕,舌红苔黄,脉浮滑数。

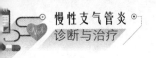
辨证要点:咳嗽痰多,痰黄黏难咳,口干咽痛,舌红苔黄,脉数。

### 3. 风燥伤肺证

主症:干咳无痰或痰少难咯,鼻干咽燥,痰中带血丝,咳甚胸痛。

次症:恶风发热或不发热,舌红少津苔薄黄,脉浮滑或浮数。

辨证要点:干咳少痰,鼻干咽燥,舌红少津苔薄。

### 4. 痰热壅肺证

主症:咳嗽气粗,痰多黄稠。

次症:口干口苦,烦躁不安,大便秘结,小便短赤,舌红苔黄腻,脉滑数。

辨证要点:咳嗽,痰多黄稠,口干口苦,舌红苔黄腻,脉滑数。

### 5. 痰湿犯肺证

主症:咳声重浊,夜重日轻,痰黏量多。

次症:乏力肢重,面部虚浮,纳呆腹胀,便溏,舌淡胖,边有齿痕,苔白腻,脉濡缓。

辨证要点:咳声重浊,痰黏量多,苔白腻,脉濡缓。


# 具有化痰作用的中草药有哪些


### 1. 瓜蒌皮

葫芦科植物栝楼或双边栝楼的干燥成熟果皮,又名括楼皮。

功效:润肺化痰,利气宽胸。

主治:痰热咳嗽、咽痛、胸痛、吐血、衄血、消渴、便秘、痈疮肿毒。

## 2. 金荞麦

又名野荞麦、苦荞头、开金锁。

功效:清热解毒,散风化痰。

主治:肺痈、肺热、咳喘、咽喉肿痛、痢疾、风湿痹痛、痈疽疮毒。

药理研究发现,金荞麦具有以下作用:①抗炎解热;②祛痰镇咳;③抗菌和抗癌;④血小板聚集功能。

## 3. 鱼腥草

功效:清热解毒,排脓消痈,利尿通淋。

主治:肺痈吐脓、痰热喘咳、喉蛾、热痢、痈肿疮毒、热淋。

用法与用量:内服煎汤,15～25 g,不宜久煎;或鲜品捣汁,用量加倍。外用适量,捣敷或煎汤熏洗。

## 4. 冬瓜子

即冬瓜的种子,又称冬瓜仁。

功效:润肺,化痰,消痈,利水。

主治:痰热咳嗽、肺痈、肠痈、淋病、水肿、脚气、痔疮、鼻面酒渣。

## 5. 莱菔子

又名萝卜子、萝白子、菜头子等。

功效:消食除胀,降气化痰。

主治:饮食停滞、脘腹胀痛、大便秘结、积滞泻痢、痰壅喘咳。

药物特点:归肺、脾、胃经,能消食除胀,功效显著,有"冲墙

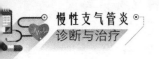
倒壁"之称。临床习惯用于治疗实(食、湿、积滞)证。然而,该品
并非仅仅是消食除胀,对虚证用之获效亦佳,因其性和平,其气
味又不峻,无偏胜之弊,不可囿于"冲墙倒壁"之说,有破气之嫌
(实则是平气之有余)而弃之不用。

### 6. 金沸草

又名金佛草、白芷胡、旋覆梗。

功效:散风寒,化痰饮,消肿毒,祛风湿。

主治:风寒咳嗽、伏饮痰喘、胁下胀痛、疔疮肿毒、风湿疼痛。

### 7. 橘红

芸香科植物化州桔或橘及其栽培变种的干燥外层果皮。

功效:散寒,燥湿,利气,消痰。

主治:风寒咳嗽、喉痒痰多、食积伤酒、呕恶痞闷。

### 8. 泽漆

大戟科植物泽漆的全草;有毒。

功效:利水消肿,化痰止咳,散结。

主治:水气肿满、痰饮喘咳、瘰疬。

现代药理研究发现,泽漆具有镇咳和祛痰作用。此外,临床
实验室检查发现,服泽漆片的患者,痰中酸性黏多糖纤维减少,
因此推测泽漆可能抑制酸性黏多糖合成而有祛痰作用。

### 9. 海浮石

功效:清肺火,化老痰,软坚,通淋。

主治:痰热喘嗽、老痰积块、瘿瘤、瘰疬、淋病、疝气、疮肿、
目翳。

10. 海蛤壳

功效:清热,利水,化痰,软坚。

主治:热痰喘嗽、水肿、淋病、瘿瘤、积聚、血结胸痛、血痢、痔疮、崩漏、带下。

11. 葶苈子

功效:泻肺降气,祛痰平喘,利水消肿,泄逐邪。

主治:痰涎壅肺之喘咳痰多、肺痈、水肿、胸腹积水、小便不利、慢性肺源性心脏病、心力衰竭之喘肿、瘰疬、结核。

12. 青礞石

功效:坠痰,消食,下气,平肝。

主治:顽痰癖积、宿食症瘕、癫狂惊、咳嗽喘急、痰涎上壅。

13. 浙贝母

功效:止咳化痰,清热散结。

主治:痰热咳嗽、咽喉肿痛、肺痈、瘰疬、瘿瘤、疮痈肿毒。

药理实验证明,浙贝碱有较明显的镇咳作用及支气管平滑肌松弛作用,其镇咳作用机制可能与支气管平滑肌舒张有关。浙贝母临床用于治疗风热感冒、急性上呼吸道感染、气管炎、肺炎之咳嗽。与川贝母相比较,浙贝母适用于急性风热咳嗽,川贝母适用于慢性虚劳咳嗽。

14. 苏子

功效:止咳平喘,降气化痰,润肠通便。

主治:痰壅气逆、咳嗽气喘、肠燥便秘。

15. 川贝母

功效:清热润肺,止咳化痰。

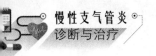

主治:阴虚燥咳、肺热咳嗽、痰多、肺痿、肺痈、瘿瘤、瘰疬、痈肿。

川贝母作为镇咳祛痰的药物,主要用于无痰或少痰的咳嗽,但其既能祛痰,又有抑制痰涎分泌之效,故痰多者也适用。临床多用于治疗肺结核、慢性气管炎等的咳嗽症状。对寒湿而致的痰饮咳嗽,川贝母效果不佳。

16. 半夏

有毒。

功效:燥湿化痰,降逆止呕,消痞散结。

主治:痰湿痰饮所致的咳喘痰多、呕吐、反胃、呃逆、胸膈胀满、痰厥头痛、眩晕不寐、瘿瘤痰核。

17. 白芥子

功效:温肺祛痰,利气散结,通络止痛。

主治:寒湿痰饮留滞于脏腑经络所致诸症。

本品为恶心性祛痰药,白芥子油对胃黏膜有轻度刺激,产生轻度恶心感,增加支气管的反射性分泌而祛痰。适用于咳嗽而痰多清稀,胸胁满闷作痛。

不良反应:过量可致胃肠炎,并出现腹泻、腹痛等症状。

18. 白前

功效:祛痰,降气止咳。

主治:感冒咳嗽、急性支气管炎,也可用于久咳多痰。常与桔梗、紫菀、百部等配伍应用。

19. 桔梗

功效:开提肺气,祛痰止咳,排脓。

主治:咽喉肿痛、声音嘶哑、外感咳嗽痰多、肺痈等。

现代药理研究表明桔梗有较强的促进气管分泌的作用,能稀释痰液,有利于排痰,祛痰作用较强。

20. 前胡

功效:降气祛痰,宣散风热。

主治:外感风热之咳嗽多痰,痰热郁肺之咳痰稠黏、上气喘逆等证。

前胡有显著增加呼吸道分泌作用,无显著镇咳作用。临床上常与其他中药配伍治疗肺热咳嗽、痰稠气逆,如急性支气管炎。

21. 天南星

有毒。

功效:燥湿化痰,祛风止痉。

主治:中风痰涎壅盛、口眼㖞斜、半身不遂、手足麻痹、风痰眩晕、头痛、癫、破伤风、小儿惊风、痈肿疮疡、痰瘤结核、跌打损伤等症。

药理实验表明,其所含皂苷能刺激胃黏膜,引起轻微恶心,反射性地引起支气管分泌增加,起到祛痰作用。实验表明,本品尚具有明显的镇静作用以及镇痉和镇痛作用。

22. 天竺黄

功效:清热化痰,清心定惊。

主治:肺热咳喘痰多、热病神昏谵语等。

23. 远志

功效:宁心安神,祛痰开窍,消痈肿。

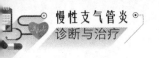
主治:惊悸、健忘、失眠多梦、咳嗽痰多、痈疽疮肿等症。

其祛痰作用似桔梗,唯作用强度略逊。常与其他药物配伍作为祛痰剂,用来治疗慢性支气管炎及各种原因引起的有痰咳嗽。

不良反应:大剂量口服可引起恶心呕吐,胃炎及胃溃疡患者以及孕妇慎用。

24. 旋覆花

功效:消痰,下气,软坚,行水。

主治:胸中痰结、胁下胀满、咳喘、呃逆、唾如胶漆、心下痞、噫气不除、大腹水肿。

25. 竹沥

功效:清热化痰。

主治:中风痰壅、癫狂、惊风、痰热咳嗽、热病高热痰多、妊娠子烦、破伤风、小儿吻疮、目赤、重舌等症。

临床应用有明显的祛痰作用,尚具有镇咳、解热、镇静作用,常用于咳嗽痰多。

不良反应:一般无不良反应。过量时可有轻度腹泻,故腹泻患者不宜服用。

26. 胆汁

功效:清肺化痰,清热解毒。

主治:急慢性气管炎、小儿肺炎、百日咳、小儿惊风、抽搐、烦热、目赤、黄疸、破溃型淋巴结结核、肠炎、痢疾、便秘。

临床用于百日咳、慢性气管炎等症,疗效确实,且不良反应少见。

不良反应:口服胆荑片的主要不良反应为口干、胃部不适、恶心、便溏。

27. 杜鹃花

功效:祛痰,止咳,平喘。

主治:月经不调、闭经、崩漏、白带异常、慢性支气管炎、吐血、衄血、痔血、痢疾。

本品为中草药来源的祛痰药,可直接作用于呼吸道黏膜,而不是通过中枢神经系统,或是通过神经反射而产生祛痰作用。

临床用于慢性支气管炎患者,可使痰量逐渐减少,黏度下降,痰液变稀,易于咳出,从而减轻症状。与溴己新(必消痰)作临床对比,每天服用本品 300 mg 或溴己新(必消痰)36 mg,本品疗效优于溴己新。

28. 沙参

功效:清肺养阴,益胃生津。

主治:阴虚肺热、咳嗽痰黏、热病伤津口渴等证。

现代药理研究发现,沙参有祛痰作用,但较紫菀、天南星效果差,可持续 4 小时以上。

29. 野决明

功效:祛痰镇咳。

主治:痰喘咳嗽。

现代药理研究发现,野决明全草有祛痰作用,大剂量有催吐作用,可部分代替吐根制剂。适用于痰喘咳嗽。其所含野靛碱有很强的呼吸兴奋作用,可用于急性传染病引起的呼吸衰竭和新生儿窒息;多实槐子碱对自主神经节有抑制作用。

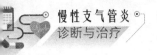
30. 商陆

有毒。

功效:泻下利水,消肿散结,化痰。

主治:水肿、胀满、脚气、症积、疮疡肿毒。

不良反应:少数患者可有鼻咽干燥及消化道症状。量大能刺激胃肠蠕动引起腹泻,并能刺激中枢,引起四肢肌肉抽搐,抑制心脏,最后可因呼吸肌麻痹、心肌麻痹而死亡。

## 具有止咳作用的中草药有哪些

1. 紫菀

功效:温肺祛痰,止咳平喘。

主治:咳嗽、妊娠子嗽以及气化不利之小便不通等证。

临床经验认为,本品能止咳化痰;而实验证实,本品能显著地增加呼吸道腺体的分泌作用,使痰液稀释,易于咳出,其镇咳作用不明显。实验表明,本品对金黄色葡萄球菌、大肠埃希菌、变形杆菌、伤寒杆菌、绿脓杆菌等有抑菌作用。主要用来治疗咳嗽且有痰涎壅盛、咳吐不爽者。

2. 款冬花

功效:润肺下气,止咳化痰。

主治:新久咳嗽、咳喘痰多、痰中带血、肺痿、肺痈、喉痹失音等症。

现代药理研究表明,本品的祛痰作用与桔梗相似。其尚有一定的镇咳作用,药效不及半夏,且持续时间短暂。本品为常用化痰止咳药,常与紫菀配伍,两者并用有协同作用。

3. 桑叶

功效:疏散风热,清肺润燥,平抑肝阳,清肝明目,凉血止血。

主治:外感风温之发热头痛、肺热咳嗽、肝经风热之目赤流泪、肝虚眩晕等证。

4. 百部

功效:润肺止咳,灭虱杀虫。

主治:肺寒及外感风寒之咳嗽、久嗽不愈、百日咳、肺痨咳嗽及钩虫病、蛲虫病等。

现代药理实验证明,百部能降低呼吸中枢的兴奋性,抑制咳嗽反射,从而产生镇咳作用,为中枢性镇咳药。抑菌试验表明,其对结核杆菌、白喉杆菌、金黄色葡萄球菌、溶血性链球菌、肺炎双球菌均有一定的抑制作用。动物试验尚表明,本品对亚洲甲型流感病毒的感染有防治作用。

5. 枇杷叶

功效:清肺化痰,止咳平喘。

主治:肺热咳嗽、阴虚劳嗽、咯血、鼻衄、胃热呕哕、妊娠恶阻、噎膈反胃、口渴、酒渣鼻赤等症。

现代药理研究发现,枇杷叶因含苦杏仁苷,故作用与苦杏仁相似,口服后分解出微量氢氰酸,有一定的止咳作用。其所含油质有轻度的祛痰作用,本品的水煎剂,经动物实验证实有抑菌、平喘和祛痰作用。

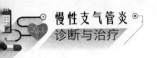

6. 天竺子

功效:敛肺镇咳。

主治:久咳气喘、百日咳。

7. 腊梅花

小毒。

功效:解毒清热,理气开郁。

主治:暑热烦渴、头晕、胸闷脘痞、梅核气、咽喉肿痛、百日咳、小儿麻疹、烫火伤。

8. 苏子

功效:止咳平喘,降气化痰,润肠通便。

主治:痰壅气逆、咳嗽气喘、肠燥便秘。

现代药理研究证明,苏子所含紫苏油(0.1%)对变形杆菌、黑曲霉菌、青霉菌及自然界中的真菌均有抑制作用。其中对真菌和酵母菌的作用明显强于0.05%的尼泊金复合酯和0.3%的苯甲酸。

9. 杏仁

有小毒。

功效:止咳平喘,润肠通便。

主治:外感咳嗽、喘满、喉痹、肠燥便秘等症。

现代药理研究发现,治疗剂量的杏仁经口服后,其有效成分苦杏仁苷在体内缓慢水解,逐渐生成微量氢氰酸,后者对呼吸中枢呈镇静作用,使呼吸运动趋于安静而起到镇咳和平喘的作用,为常用的止咳、平喘中药。

不良反应:多服易中毒,轻则头晕、呕吐,重则昏迷、惊厥、呼吸障碍、瞳孔散大。

10. 川贝母

功效:清热润肺,止咳化痰。

主治:阴虚燥咳、肺热咳嗽痰多、肺萎、肺痈、瘿瘤、瘰疬、痈肿等证。

作为镇咳祛痰的药物,主要用于无痰或少痰的咳嗽,但川贝母既能祛痰,又有抑制痰涎分泌之效,故痰多者也适用。临床多用来治疗肺结核、慢性气管炎等的咳嗽症状。对寒湿而致的痰饮咳嗽,川贝母效果不佳。

11. 浙贝母

功效:止咳化痰,清热散结。

主治:痰热咳嗽、咽喉肿痛、肺痈、瘰疬、瘿瘤、疮痈肿毒等证。

现代药理实验证明,浙贝碱有较明显镇咳及支气管平滑肌松弛作用。其镇咳作用机制可能与支气管平滑肌舒张有关。浙贝母临床用于治疗风热感冒、急性上呼吸道感染、气管炎、肺炎之咳嗽。与川贝母比较,浙贝母适用于急性风热咳嗽,川贝母适用于慢性虚劳咳嗽。

12. 僵蚕

功效:败毒抗癌、祛风解痉、散结消肿。

主治:惊风抽搐、咽喉肿痛、颌下淋巴结炎、面神经麻痹、皮肤瘙痒。

僵蚕是一味常用中药,近年来其应用范围和领域不断扩大,对于风热袭肺所致干咳具有祛风清热、解痉止咳的作用。

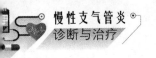

13. 蝉蜕

功效:散风除热,利咽,透疹,退翳,解痉。

主治:风热感冒、咽痛、音哑、麻疹不透、风疹瘙痒、目赤翳障、惊风抽搐、破伤风。

14. 天浆壳

功效:化痰,止咳,平喘。

主治:咳喘痰多、气喘、百日咳等。

15. 矮地茶

功效:止咳平喘,清利湿热,活血化瘀。

主治:咳嗽、痰中带血、慢性支气管炎、湿热黄疸、跌扑损伤。

现代药理研究发现,矮地茶煎剂及其提取物矮茶素1号都有明显的止咳作用。矮茶素1号对尼可刹米引起的呼吸兴奋无明显对抗。

16. 生姜

功效:解表散寒,止呕止咳。

主治:风寒表证、脘腹寒痛、呕吐、泄泻、痰饮喘咳、痰迷昏厥以及药物、食物中毒等。

现代药理研究发现,生姜醇提取物能兴奋呼吸中枢、运动中枢、心脏等。对伤寒杆菌、霍乱弧菌等有不同程度的抑制作用。生姜还可以促进消化液的分泌,有增进饮食的作用。本品伤阴助火,阴虚内热者忌服。其提取物姜烯酮具有良好的镇咳作用,具有非中枢成瘾性的特点,药效是可待因的1/6。

17. 鹅管石

功效:温肺止咳,温肾壮阳,通乳。

主治:肺痨咳喘、胸闷、阳痿、腰膝无力、乳汁不通。

18. 马兜铃

功效:清肺化痰,止咳平喘。

主治:肺热咳喘。

不良反应:其主要成分马兜铃碱皮下注射,可引起肾炎,量大可引起血尿、尿闭、呼吸困难、心律不齐,甚至呼吸停止而死亡。煎剂用量不宜过大,以免引起呕吐。

# 具有平喘作用的中草药有哪些

1. 麻黄

功效:发汗,平喘,利水。

主治:风寒感冒、发热、恶寒、无汗、头痛、身疼、咳嗽气喘、风水浮肿、小便不利、风湿痹痛、皮肤不仁以及阴疽、风疹瘙痒等症。

不良反应:麻黄常用于发汗平喘,服用过量时,常发生烦躁、失眠等中枢兴奋症状,以及血压升高等不良反应。有高血压、冠状动脉功能不全、动脉硬化、甲状腺功能亢进、糖尿病、失眠者慎用或忌用。

2. 黄荆子

功效:祛风解表,止咳平喘,理气消食,止痛。

主治:伤风感冒、咳嗽、哮喘、胃痛吞酸、消化不良、食积泻痢、胆囊炎、胆结石、疝气。

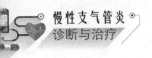

3. 旋覆花

功效:消痰,下气,软坚,行水。

主治:胸中痰结、胁下胀满、咳喘、呃逆、唾如胶漆、心下痞、噫气不除、大腹水肿。

4. 白果

小毒。

功效:敛肺定喘,止带缩尿。

主治:哮喘咳嗽、白带白浊、遗精、尿频、无名肿毒、酒渣鼻、癣疮。

5. 葶苈子

功效:泻肺降气,祛痰平喘,利水消肿,泄逐邪。

主治:痰涎壅肺之喘咳痰多、肺痈、水肿、胸腹积水、小便不利、慢性肺源性心脏病、心力衰竭之喘肿、瘰疬、结核。

6. 桑白皮

功效:泻肺平喘,利水消肿。

主治:肺热咳喘、面目水肿、小便不利等症。

7. 苏子

功效:止咳平喘,降气化痰,润肠通便。

主治:痰壅气逆、咳嗽气喘、肠燥便秘。

现代药理研究证明,苏子所含紫苏油(0.1%)对变形杆菌、黑曲霉菌、青霉菌及自然界中的其他真菌均有抑制作用。

8. 杏仁

小毒。

功效:止咳平喘,润肠通便。

主治:外感咳嗽、喘满、喉痹、肠燥便秘等证。

现代药理研究发现,治疗剂量的杏仁经口服后,其有效成分苦杏仁苷在体内缓慢水解,逐渐生成微量氢氰酸,其对呼吸中枢有镇静作用,使呼吸运动趋于平稳而呈现镇咳和平喘的作用,为常用的止咳、平喘中药。

不良反应:多服易中毒,轻则头晕、呕吐,重则昏迷、惊厥、呼吸障碍、瞳孔散大。

### 9. 矮地茶

功效:止咳平喘,清利湿热,活血化瘀。

主治:咳嗽、痰中带血、慢性支气管炎、湿热黄疸、跌扑损伤。

现代药理研究发现,矮地茶煎剂及其提取物矮茶素1号都有明显的止咳作用。矮茶素1号对尼可刹米引起的呼吸兴奋无明显对抗。

### 10. 胡颓子

功效:止咳平喘。

主治:咳嗽气喘、咯血、痈疽、外伤出血。

现代药理试验证明,胡颓子对实验性慢性支气管炎有一定疗效,黄酮部分有较好平喘作用。临床可用于治疗支气管哮喘、慢性支气管炎。定喘灵穴位注射或喷雾吸入时作用快,对喘息型慢性支气管炎急性发作期有较好平喘作用;喷雾吸入时可立即显效;穴位注射法经15分钟起效,可维持6小时以上,最长者达25天。

不良反应:穴位注射时个别人有过敏反应,自感畏寒和战栗。

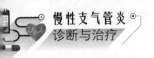

11. 苦参

功效:清热燥湿,祛风杀虫,平喘。

主治:支气管哮喘、湿热痢疾、便血、黄疸、小便不利、带下、阴痒、疥癣、麻风、湿毒疮疡、皮肤瘙痒等症。

现代药理研究发现,苦参煎剂和苦参总碱有平喘作用,其中氧化苦参碱及槐根碱平喘作用较显著。临床用于治疗支气管哮喘有一定效果。

不良反应:少数患者有轻微嗜睡。吸入用药时对局部有刺激作用,多引起喉痒或咳嗽。

12. 椒目

功效:行水,平喘,止痛。

主治:水肿喘满。

现代药理研究发现,椒目平喘作用显著,镇咳、祛痰作用不显,临床适用于治疗支气管哮喘和喘息型支气管炎。口服作用快,经5~10分钟起效,作用维持约6小时。

不良反应:少数人有头昏、恶心、发热感等。

13. 沉香

功效:降气温中,暖肾纳气。

主治:气逆喘息、呕吐呃逆、脘腹胀痛、腰膝虚冷、大肠虚秘、小便气淋、男子精冷。

14. 紫石英

功效:镇心,安神,降逆气,暖子宫。

主治:心悸、怔忡、肺寒咳逆上气、女子宫寒不孕。

15. 蛤蚧

功效:补肺益肾,纳气定喘,助阳益精。

主治:虚喘气促、劳嗽咯血、阳痿遗精。

现代药理研究发现蛤蚧有以下作用:①对泌尿生殖系统的作用,本品提取物有男性激素样作用;②对呼吸系统的作用,临床观察到蛤蚧尾纳气平喘力较强,可用于神经衰弱、心源性喘息及四肢浮肿;③防止脂肪肝和肝癌变。

本品有毒性,它的毒性主要在眼睛上,使用时必须去头。

应用配伍:①补肺肾,定喘嗽:用于肺虚咳嗽、肾虚作喘、虚劳喘咳,配人参使用。②助肾阳,益精血:用于肾阳不足、精血亏虚之阳痿,配人参、熟地黄。

16. 艾叶油

功效:温经止血,散寒止痛。

主治:慢性支气管炎的咳嗽痰多。

现代药理研究发现,艾叶油有止咳、祛痰、平喘作用。体外试验证明,艾叶油对球菌及大多数革兰阴性杆菌均有抑制作用。

不良反应:常用量一般无不良反应,仅少数患者口服后有咽干、恶心、胃部不适、头晕等反应,但不需处理可自行消失。气雾吸入时有局部刺激性,可引起呛咳。

17. 地龙

功效:清热息风,平喘,通络,利尿。

主治:热病惊狂、小儿惊风、咳喘、头痛目赤、咽喉肿痛、小便不通、风湿关节疼痛、半身不遂。

临床适用于治疗支气管哮喘和过敏性哮喘,尤适用于热喘

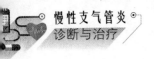
患者。

广地龙有效成分之一琥珀酸钠具有宽胸、化痰、平喘的作用。其舒张支气管平滑肌作用缓慢而持久,临床适用于支气管哮喘。琥珀酸钠与异丙嗪(非那根)组成喘舒宁片,对过敏性哮喘、支气管哮喘以及长期服用麻黄碱、氨茶碱有不良反应或无效的患者均具有良好效果,服后能增进食欲、促进睡眠。对于炎症或其他疾病引起的哮喘,效果稍差,最好与消炎药物同用。

不良反应:注射时可引起局部荨麻疹等过敏反应。血压过低或高度过敏体质患者慎用,严重心脏病患者、孕妇忌用。

**18. 鹅不食草**

功效:发散风寒,通鼻窍,止咳,解毒。

主治:感冒、头痛、鼻渊、鼻息肉、咳嗽、喉痹、耳聋、目赤翳膜、疟疾、风湿痹痛、跌打损伤、肿毒、疥癣。

现代药理研究发现,本品挥发油和乙醇提取液部分有止咳、祛痰、平喘作用;本品煎剂 25%~50%对结核杆菌有抑制作用。

**19. 红旱莲**

功效:平肝,止血,败毒,消肿。

主治:吐血、咯血、衄血、子宫出血、黄疸、肝炎。

主治喘息型支气管炎时,可将红旱莲制成糖衣片,每片含生药1.4 g。每日 3 次,每次 6 片,10 日为 1 个疗程。

**20. 苦甘草**

功效:清热解毒,润肺止咳,平喘。

主治:痢疾、湿疹、牙痛、咳嗽。

现代药理实验证明,苦甘草和苦甘草碱有平喘作用和轻度镇咳作用,并无祛痰、消炎作用。其临床平喘疗效显著,适于治疗支气管哮喘和喘息型慢性支气管炎。苦甘草氢溴酸盐肌注时经半小时起效,维持2～6小时。

不良反应:小剂量未见其有,大剂量对肝细胞有一定影响,故肝病患者应慎用。

### 21. 七叶莲

功效:舒筋活络,消肿止痛。

主治:外感风寒、支气管哮喘、三叉神经痛、神经性头痛、坐骨神经痛、风湿关节痛。

现代药理研究证明,七叶莲对组胺和乙酰胆碱引起的支气管痉挛有缓解作用。临床对各型轻重不同的支气管哮喘都有较好疗效,尤以吸入性过敏所致哮喘效果显著。优点是作用较快,无肾上腺素、异丙肾上腺素和氨茶碱等常用平喘药对心血管和胃肠道的不良反应;肌内注射疗效可与静脉注射氨茶碱相比,对某些病程持久、哮喘发作频繁、常用平喘药无效的患者常可奏效。肌内注射经10～15分钟起效,25～30分钟达显效,作用可维持3～6小时。

不良反应:肌内注射仅有轻度酸胀感,个别有嗜睡现象,与其镇静作用有关。

### 22. 少年红

功效:平喘止咳,活血止痛。

主治:喘咳、气逆、痰证、跌打损伤、瘀血肿痛。

现代药理实验证明,少年红皂苷具有较好的平喘作用,对肥大细胞有一定保护作用。临床治疗支气管哮喘的效果较好,其

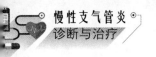

平喘速度与强度均优于氨茶碱,不良反应少而轻。口服一般经15~60分钟起效。乙酰化皂苷对胃肠道刺激作用较小,虽用量较大,但平喘效果优于少年红皂苷。

不良反应:部分患者有头晕、口干、恶心等。少年红皂苷对胃黏膜有一定刺激作用,故宜饭后服用。胃和十二指肠溃疡者活动期慎用。

23. 芸香草

功效:止咳平喘,消炎止痛,祛风利湿。

主治:风寒感冒、伤暑、吐泻腹痛、小便淋痛、风湿痹痛、咳嗽气喘。

临床观察和药理实验证明,芸香草制剂有平喘、止咳、止痛、抗利尿、止血、通经、消炎、止呕等多种作用,但以平喘为最强,抗利尿、止痛作用次之,其他作用又次之,却均有一定效果。芸香油和油中的主要有效成分胡椒酮,对金黄色葡萄球菌、肺炎双球菌、八叠球菌等多种细菌有不同程度的抑制作用。

不良反应:芸香草片无不良反应,较为安全。口服芸香油和胡椒酮可有恶心、呕吐、腹部不适等胃肠道反应,少数有牙龈肿痛及鼻衄等。口服亚硫酸钠胡椒酮虽无胃肠道反应,但可出现头痛、头晕、心悸、乏力等。气雾剂对支气管有局部刺激性,少数患者出现呛咳。

24. 樟叶油

功效:祛风散寒,平喘,理气活血,止痛止痒。

主治:民间用樟根、樟木治疗感冒头痛、风湿骨痛、跌打损伤及克山病,用樟子治疗慢性支气管炎等。

现代药理研究发现,樟子挥发油具有较强的平喘作用,临床平喘效果显著,但樟子来源不如樟叶丰富,且加工较繁。樟叶油经药理研究证明,其药理作用与樟子油基本相同,能松弛支气管平滑肌,产生显著的平喘作用,同时有一定的止咳、祛痰作用。临床平喘疗效较好,祛痰、镇咳效果较差,对并发肺气肿和病情严重者则疗效较差。适用于治疗喘息型支气管炎和支气管哮喘。一般在服药后10分钟起效,作用维持3~10小时。

不良反应:少数患者有恶心、呕吐、心慌、头昏等,但均不严重,可自行消失。

## 慢性支气管炎如何进行辨证施治

在正常情况下,肺气应下行归肾,而肾气又有摄纳来自上部肺气的作用,又谓浊气下降、清气上升,是谓气息调畅;若出现肺气不能下行或肾气不能摄纳时,均可导致"气机"的失调,"气机"的失调也是产生气促和咳嗽、咳痰的原因。脾有促进人体体液吸收及运化的作用,脾的功能失常或减弱就会造成体内水湿停滞,"湿"可以转化为"饮","饮"又进一步转化为"痰",当大量的痰饮阻于气道时,也就是阻碍"气机"的正常运行时,它不但可以引起咳嗽,也可以伴有喘息。所以中医学认为慢性支气管炎表现在肺,而病本则在脾肾两脏。

慢性支气管炎在中医学中属于"咳嗽""痰饮""喘促"等范畴。根据证候的不同,慢性支气管炎可以分为实证和虚证。实

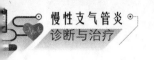

证包括风寒袭肺证、风热犯肺证、痰浊阻肺证、痰热郁肺证。虚证包括肺虚证、脾虚证、肾虚证。

1. 实证（以慢性支气管炎的急性发作期及慢性迁延期为主）

（1）风寒袭肺证

临床表现：咳嗽或喘急胸闷，咳痰稀薄色白，初起多兼形寒头痛，身痛，无汗，口不渴，苔薄白或白腻，脉浮滑或弦紧。

基本治法：宣肺散寒，化痰平喘。

基本方药：三拗汤加味。麻黄 9 g，杏仁 9 g，射干 6 g，苏子 12 g，前胡 9 g，桔梗 6 g，甘草 6 g。

随症加减：痰多胸闷、口淡黏腻、食欲不振者，加陈皮 9 g、半夏 9 g、莱菔子 9 g；形寒骨楚、鼻塞流涕者，加荆芥 9 g、紫苏 9 g、桂枝 9 g、白芍 9 g；咳嗽喘急、痰咳白沫者，加细辛 3 g、干姜 3 g、五味子 6 g、白术 9 g、茯苓 9 g。

（2）风热犯肺证

临床表现：咳嗽，咳痰白稠或黄稠，喘促气粗，甚至鼻翼翕动，口渴喜冷饮，胸闷烦躁，汗出，甚则发热面红，舌质红、苔黄，脉浮数。

基本治法：宣肺泄热定喘。

基本方药：麻杏石甘汤加味。麻黄 9 g，杏仁 9 g，石膏 15～30 g，甘草 6 g，紫菀 9 g，款冬花 9 g，牛蒡子 9 g，桔梗 6 g。

随症加减：气急喘促较甚者，加射干 6 g，广地龙 9 g，白果 9 g，山海螺 9 g；咳嗽较甚、喉痒气逆者，加蝉蜕 3 g，僵蚕 6 g，浙贝母 9 g，旋覆花 9 g；咽红痛、口舌干燥者加桑白皮 9 g，挂金灯 9 g，连翘 9 g，黄芩 9 g，知母 9 g；痰黄稠、咳吐不畅者，加鱼腥草

9 g,桃仁 6 g,冬瓜子 9 g,芦根 15 g,葶苈子 9 g;胸闷气逆、便结者,加栝楼仁 9 g,枳壳 9 g,莱菔子 9 g。

(3) 痰浊阻肺证

临床表现:咳嗽气喘,痰多黏腻,咳出不爽,甚则喉中有痰鸣声,胸中满闷,恶心纳呆,口淡无味,舌苔白腻,脉滑。

基本治法:祛痰降气平喘。

基本方药:三子养亲汤合二陈汤加减。陈皮 9 g,半夏 9 g,茯苓 9 g,苏子 12 g,白芥子 9 g,莱菔子 9 g,枳壳 9 g,杏仁 9 g,米仁 12 g,甘草 6 g,生姜 3 片。

随症加减:口腻纳呆、胸闷脘痞者,加苍术 9 g、厚朴 9 g;痰涌量多、不能平卧者,加葶苈子 9 g、皂荚子 6 g;咳痰黄稠量多者,加制胆星 9 g、天竺黄 9 g、知母 9 g、栝楼 9 g、黄芩 9 g、鱼腥草 12 g;气逆喘促者,加前胡 9 g、厚朴 9 g、当归 9 g、肉桂 3 g、沉香 3 g。

(4) 痰热郁肺证

临床表现:咳嗽,喘息,痰多色黄白黏,咳痰不爽,舌质红、舌苔黄腻,脉滑数;次症:胸闷,胸痛,发热,口渴,面红,尿黄,大便干结。

基本治法:清肺化痰,降逆平喘。

基本方药:桑白皮汤加减。桑白皮 9 g,半夏 9 g,苏子 9 g,杏仁 9 g,浙贝母 9 g,黄芩 9 g,鱼腥草 9 g,炙麻黄 6 g,甘草 6 g。

随症加减:气急喘促较甚者,加葶苈子 9 g、矮地茶 9 g、金沸草 9 g、广地龙 9 g、黄荆子 9 g;咳嗽较甚、喉痒气逆者,加旋覆花 9 g、紫菀 9 g、蝉蜕 3 g、僵蚕 6 g、款冬花 9 g、天竺子 9 g;咽红痛、口舌干燥者,加挂金灯 9 g、连翘 9 g、射干 9 g、木蝴蝶 6 g、芦根

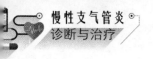

9 g;痰黄稠、咳吐不畅者,加鱼腥草 9 g、桃仁 6 g、冬瓜子 9 g、桔梗 6 g、葶苈子 9 g;胸闷气逆、便结者,加栝楼仁 9 g、郁金 9 g、枳壳 9 g、莱菔子 9 g。

**2. 虚证(以慢性支气管炎临床缓解期为主)**

(1) 肺虚证

临床表现:咳声低弱,喘急气短,言语无力,自汗畏风,咽喉不利,口干面红,舌质偏红,脉软弱。

基本治法:养肺止咳平喘。

基本方药:生脉散加减。太子参 9 g,麦冬 9 g,五味子 6 g,北沙参 9 g,光杏仁 9 g,浙贝母 9 g,百部 9 g,紫菀 9 g,山海螺 15 g。

随症加减:咳嗽痰少、咽干口燥者,加芦根 9 g、知母 9 g、天花粉 9 g、玉竹 9 g;午后潮热、颧红、手足心热者,加银柴胡 9 g、地骨皮 9 g、胡黄连 6 g;畏风形寒、咳痰稀薄者,去麦冬、北沙参,加黄芪 15 g、桂枝 9 g、白芍 9 g、甘草 9 g;食少便溏、少气乏力者,去麦冬、北沙参,加黄芪 9 g、党参 9 g、白术 9 g、扁豆 15 g、茯苓 9 g。

(2) 脾虚证

临床表现:咳嗽喘促,咳痰稀薄,畏风神疲,少气乏力,便溏腹坠,苔薄白、舌胖嫩,脉软弱。

基本治法:健脾化痰,止咳平喘。

基本方药:六君子汤加减。党参 9 g,白术 9 g,茯苓 9 g,陈皮 9 g,姜半夏 9 g,肉桂 3 g,代赭石 15 g,旋覆花 9 g,五味子 6 g,生姜 3 片,甘草 6 g。

随症加减:形寒便溏、肢冷神疲者,加制附子 9 g、补骨脂 9 g、干姜 6 g;胸闷脘痞、口腻纳呆者,加苍术 9 g、木香 9 g、砂仁 3 g、厚朴9g、米仁12g;面色无华、头目昏眩者,加当归9g、白芍9g、熟地黄9g。

(3)肾虚证

临床表现:咳嗽喘促日久,呼长吸短,动则喘息更甚,形瘦神疲,气不得续,汗出,肢冷面青,甚则肢体浮肿,小便不利,心悸不安,舌质淡嫩、苔薄白,脉沉细数。

基本治法:补肾纳气。

基本方药:金匮肾气丸加减。制附子6g,肉桂3g,熟地黄15g,怀山药9g,山萸肉9g,丹皮9g,茯苓9g,泽泻9g,五味子6g。

随症加减:喘促声低息短、慌张气怯者,加人参6g、补骨脂9g、胡桃肉9g、蛤蚧尾1对;阳虚水泛、心悸咳喘、肢体水肿者,去熟地黄、丹皮,加葶苈子9g、苏子9g、白术9g、白芍9g、生姜3片;肾阴偏虚、咽干口燥、腰酸溲赤者,去附子、肉桂,加知母9g、黄柏9g、麦冬9g;虚不纳气、喘促动则尤甚,二便失禁,汗出肢冷、面青心悸者,加人参9g、龙骨(煅)30g、代赭石15g、紫石英15g、《太平惠民和剂局方》黑锡丹(包煎)6g。


# 慢性支气管炎有哪些专方、验方

(1)《济生方》的导痰汤加味。药用半夏9g,陈皮6g,茯苓9g,甘草6g,枳实9g,杏仁9g,苏子9g,胆南星9g,黄芩9g,全栝楼9g。适用于慢性支气管炎急性发作,咳嗽痰多色黄黏稠者。

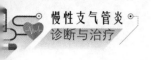

(2)《医方考》中的清气化痰丸加味。药用法半夏 9 g,栝楼 9 g,陈皮 6 g,枳实 9 g,黄芩 9 g,茯苓 9 g,杏仁 9 g,制胆南星 9 g。适用于慢性支气管炎急性发作,咳嗽痰多色黄黏稠者。

(3)加味苇茎汤。药用芦根(苇茎)9 g,桃仁 9 g,薏苡仁 9 g,冬瓜仁 9 g,北杏仁 9 g,浙贝母 9 g,紫菀 9 g,款冬花 9 g,海蛤壳 15 g,鱼腥草 9 g,甘草 6 g。适用于慢性支气管炎急性发作,咳嗽痰多气促者。

(4)清化宣肺汤。药用桑白皮 9 g,杏仁 9 g,陈皮 6 g,茯苓 9 g,沙参 9 g,金银花 9 g,连翘 9 g,鱼腥草 9 g,栝楼 9 g,丹参 9 g,甘草 6 g,党参 9 g,炙黄芪 9 g。适用于慢性支气管炎急性发作,咽痛、咳嗽痰黄、胸闷疲倦者。

(5)清热化痰汤。药用栝楼 9 g,桑白皮 9 g,鱼腥草 9 g,厚朴 9 g,茯苓 9 g,黄芩 9 g,枳壳 9 g,杏仁 9 g,生石膏 30 g。适用于慢性支气管炎急性发作,咳嗽痰多、口苦、苔黄腻者。

(6)健脾化痰汤。药用党参 9 g,白术 9 g,黄芪 9 g,桔梗 6 g,牛膝 9 g,白芥子 9 g,丹参 9 g,补骨脂 9 g,茯苓 9 g,陈皮 6 g,法半夏 9 g,甘草 6 g。适用于慢性支气管炎缓解期,神疲乏力、纳呆者。

(7)千金苇茎汤加味。药用芦根 9 g,败酱草 9 g,金荞麦 9 g,鱼腥草 9 g,冬瓜子 9 g,桃仁 9 g,前胡 9 g,杏仁 9 g,白术 9 g,炒谷芽 9 g。适用于慢性支气管炎,痰多难咳出者。

(8)青龙三子汤。药用麻黄、芍药、桂枝、半夏各 9 g,细辛、干姜、炙甘草、五味子各 6 g,白芥子、葶苈子各 10 g。适用于老年慢性支气管炎、肺气肿等因感冒诱发加重,表现为外寒内饮(外有表寒,内有里饮。饮:中医指体内的非正常水液)证者。治疗期间注意避寒保暖,不吃辛辣刺激和生冷食物。

(9) 栝楼仁20 g,川贝母10 g,杏仁10 g,苏子10 g,半夏6 g,桑叶心、麻黄各10 g,水煎服。适用于慢性支气管炎急性发作,咳嗽气喘痰多者。

(10) 苍术9 g,白术9 g,制半夏9 g,茯苓12 g,补骨脂12 g,光杏仁9 g,炙款冬12 g,陈皮9 g。适用于治疗慢性支气管炎迁延期,咳嗽有痰、苔白腻者。

(11) 百部60 g,甜杏仁120 g。共研细末和匀,每服3 g,每日3次。能温肺润燥、止咳化痰、定喘。适用于治疗慢性支气管炎者。

(12) 佛手、姜半夏各6 g,砂糖等份。水煎服,适用于治疗慢性支气管炎,湿痰咳嗽者。

(13) 川贝母、知母各等份。共研细末,每服6 g,每日2次。能润肺化痰、散结除热。适用于治疗慢性支气管炎,干咳口燥者。

(14) 沙参、百合各15 g,川贝母4.5 g。水煎服,每日1剂。能清肺润肺、止咳化痰。适用于治疗肺燥型慢性支气管炎者。

(15) 灵芝、百合各15 g,南北沙参各10 g。水煎服,每日1剂。能养阴清肺。适用于治疗慢性支气管炎伴有口干、咽燥等阴虚表现者。

(16) 棒棒木1 500 g,甘草90 g。将两药切碎洗净,加水8 000 ml煎煮至3 000 ml,每日2次,每次服用10 ml。能清热祛痰、止咳平喘。适用于治疗喘息型慢性支气管炎者。

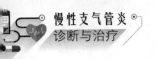
(17) 桔梗、陈皮各 6 g,荆芥、紫菀、白前、百部各 9 g,水煎服;另加川贝粉 3 g,吞服。能温肺散寒、止咳化痰。适用于治疗慢性支气管炎者。

(18) 将海带浸洗后,切寸段,连续用沸水泡 3 次,每次约半分钟,倒去水,以绵白糖拌食,早晚各 1 杯,连服 1 周,即有明显效果。此法对于有毒气体引起的咳嗽及一般老年慢性支气管炎,均有治疗效果。

(19) 豆腐 500 g,麻黄 100 g。将麻黄切成 1 寸长的段,插入豆腐内,放入瓷盘中,入蒸笼内蒸 1 小时,去除麻黄后把豆腐烘干研粉,开水冲服。每日 3 次,每次 9 g。适用于治疗慢性支气管炎迁延期者,效果较好。

(20) 白果 30 粒,去壳及衣,煮半小时后连汤服用。能祛痰止咳平喘。适用于治疗肾虚型慢性支气管炎者。

(21) 灵芝 30 g,切碎,浸泡于 500 ml 的白酒中,密封浸泡半月以上。每日饮 1~2 次,每次 10 ml,长期饮用,能强身补虚,适用于治疗慢性支气管炎者。

(22) 黄芪 20 g,旋覆花 10 g,地龙 10 g,百部 10 g。水煎服,每日 1 剂,分 2~3 次服用。适用于治疗慢性支气管炎伴有喘息者。

## 治疗慢性支气管炎的中成药有哪些

### 1. 急支糖浆
组成:金荞麦、四季青、麻黄、紫菀、前胡、枳壳、甘草。

功效:清热化痰、宣肺止咳。

主治:外感风热所引起的咳嗽,症见发热、恶寒、胸膈满闷、咳嗽咽痛;急性支气管炎、慢性支气管炎急性发作见上述证候者。

## 2. 十味龙胆花颗粒

组成:龙胆花、烈香杜鹃、甘草、矮紫堇、川贝母、小檗皮、鸡蛋参、螃蟹甲、藏木香、马尿泡。

功效:清热化痰、止咳平喘。

主治:痰热壅肺所致的咳嗽、喘鸣、痰黄,或兼发热、流涕、咽痛、口渴、尿黄、便干等症;急性气管炎、慢性支气管炎急性发作见上述证候者。

## 3. 百咳静糖浆

组成:陈皮、麦冬、前胡、(炒)苦杏仁、清半夏、黄芩、(蜜炙)百部、黄柏、桑白皮、甘草、(蜜炙)麻黄、(炒)葶苈子、(炒)紫苏子、天南星、桔梗、(炒)栝楼仁。

功效:清热化痰、平喘止咳。

主治:感冒及急慢性支气管炎引起的咳嗽。

## 4. 肺力咳合剂

组成:黄芩、前胡、百部、红花龙胆、梧桐根、白花蛇舌草、红管药。

功效:清热解毒、镇咳祛痰。

主治:痰热犯肺所引起的咳嗽痰黄,支气管哮喘、气管炎见上述证候者。

## 5. 三拗片

组成:麻黄、苦杏仁、甘草、生姜。

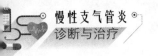

功效:宣肺解表。

主治:风寒袭肺证,证见咳嗽声重、咳嗽痰多、痰白清稀;急性支气管炎病情轻见上述证候者。

6. 正柴胡饮颗粒

组成:柴胡、陈皮、防风、甘草、赤芍、生姜。

功效:表散风寒、解热止痛。

主治:外感风寒初起,发热恶寒、无汗、头痛、鼻塞、喷嚏、咽痒咳嗽、四肢酸痛以及流行性感冒初起,轻度上呼吸道感染见上述证候者。

7. 通宣理肺丸

组成:紫苏叶、黄芩、(炒)枳壳、(去皮,炒)杏仁、甘草、橘皮、桔梗、茯苓、前胡、麻黄、(炙)法半夏。

功效:解表散寒、宣肺止嗽。

主治:外感咳嗽、发热恶寒、头痛无汗、四肢酸懒、鼻流清涕。

8. 小青龙口服液

组成:麻黄、桂枝、白芍、干姜、细辛、(炙)甘草、(制)半夏、五味子。

功效:解表化饮、止咳平喘。

主治:风寒水饮、恶寒发热、无汗、喘咳痰稀。

9. 金荞麦片

组成:金荞麦浸膏片。

功效:清热解毒、排脓祛瘀、祛痰止咳平喘。

主治:急性肺脓肿、急慢性气管炎、喘息型慢性支气管炎、支气管哮喘及细菌性痢疾,症见咳吐腥臭脓血痰液或咳嗽痰多、喘息痰鸣及大便泻下赤白脓血。

**10. 贝羚胶囊**

组成:川贝母、羚羊角、猪去氧胆酸、人工麝香、沉香、人工天竺黄(飞)、煅青礞石(飞)、(炒)硼砂。

功效:清热化痰、止咳平喘。

主治:痰热阻肺、气喘咳嗽,小儿肺炎,喘息型支气管炎及成人慢性支气管炎见上述证候者。

**11. 恒制咳喘胶囊**

组成:法半夏、红花、生姜、白及、佛手、甘草、紫苏叶、薄荷、香橼、陈皮、红参、西洋参、砂仁、沉香、丁香、豆蔻、(煅)赭石。

功效:益气养阴、温阳化饮、止咳平喘。

主治:气阴两虚、阳虚痰阻所致的咳嗽痰喘、胸脘满闷、倦怠乏力。

**12. 桂龙咳喘宁胶囊**

组成:桂枝、(煅)龙骨、白芍、生姜、大枣、炙甘草、(煅)牡蛎、黄连、法半夏、栝楼皮、(炒)苦杏仁。

功效:止咳化痰、降气平喘。

主治:外感风寒、痰湿阻肺引起的咳嗽、气喘、痰涎壅盛等症,急、慢性支气管炎见上述证候者。

**13. 痰热清注射液**

组成:黄芩、熊胆粉、山羊角、金银花、连翘。

功效:清热、解毒、化痰。

主治:风温肺热病属痰热阻肺证者,症见发热、咳嗽、咳痰不爽、口渴、舌红苔黄等,急性支气管炎、急性肺炎(早期)出现上述

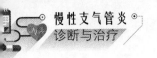

证候者。

使用方法:静脉滴注,每次 20 ml,加入 5％葡萄糖注射液 500 ml,注意控制滴数在 60 滴/分以内,每日 1 次。

14. 喜炎平注射液

组成:穿心莲内酯磺化物。

功效:清热解毒、止咳止痢。

主治:支气管炎、扁桃体炎、细菌性痢疾等。

使用方法:静脉滴注,每次 250～500 mg,加入 5％葡萄糖注射液 500 ml,注意控制滴数在 60 滴/分以内,每日 1～2 次。

15. 清开灵注射液

组成:胆酸、珍珠母、猪去氧胆酸、栀子、水牛角、板蓝根、黄芩苷、金银花。

功效:清热解毒、化痰通络、醒神开窍。

主治:热病、神昏、中风偏瘫、神志不清,急性肝炎、上呼吸道感染、肺炎、脑血栓形成、脑出血见上述证候者。

使用方法:肌内注射,每日 2～4 ml。重症患者静脉滴注,每日 20～40 ml,加入 10％葡萄糖注射液 200 ml 或 0.9％氯化钠注射液 100 ml 稀释后使用。

16. 蜜炼蛇胆川贝枇杷膏

组成:川贝母、枇杷叶、南沙参、茯苓、化橘红、桔梗、法半夏、五味子、栝楼子、款冬花、远志、苦杏仁、生姜、甘草、杏仁水、薄荷脑;辅料为蜂蜜、麦芽糖、糖浆。

功效:清热润肺、止咳平喘、理气化痰。

主治:肺燥之咳嗽、痰多、胸闷、咽喉痛痒、声音沙哑。

## 17. 橘红化痰丸

组成:橘红、挂金灯、(炒)苦杏仁、川贝母、罂粟壳、五味子、白矾、甘草。

功效:滋阴清热、敛肺止咳、化痰平喘。

主治:肺肾阴虚、咳嗽、气促喘急、咽干舌红、胸膈满闷。

## 18. 二陈丸

组成:陈皮、(制)半夏、茯苓、甘草。

功效:燥湿化痰、理气和胃。

主治:痰湿停滞导致的咳嗽痰多、胸脘胀闷、恶心呕吐。

## 19. 固本咳喘片

组成:党参、(麸炒)白术、茯苓、麦冬、(醋制)五味子、(炙)甘草、(盐炒)补骨脂。辅料为糊精、淀粉。

功效:益气固表、健脾补肾。

主治:脾虚痰盛、肾气不固所致的咳嗽、痰多、喘息气促、动则喘剧,慢性支气管炎见上述证候者。

## 20. 玉屏风颗粒

组成:黄芪、(炒)白术、防风;辅料为糊精、甘露醇、矫味剂、黏合剂。

功效:益气、固表、止汗。

主治:表虚不固、自汗恶风、面色白,或体虚易感风邪者。

## 21. 金水宝

组成:发酵虫草菌粉(Cs4)。

功效:补益肺肾、秘精益气。

主治:肺肾两虚、精气不足、久咳虚喘、神疲乏力、不寐健忘、

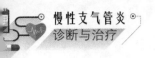
腰膝酸软、月经不调、阳痿早泄,慢性支气管炎、慢性肾功能不全、高脂血症、肝硬化见上述证候者。

**22. 金匮肾气丸**

组成:地黄、山药、(酒炙)山茱萸、茯苓、牡丹皮、泽泻、桂枝、(炙)附子、牛膝(去头)、(盐炙)车前子。辅料为蜂蜜。

功效:温补肾阳、化气行水。

主治:肾虚水肿、腰膝酸软、小便不利、畏寒肢冷。

**23. 六味地黄丸**

组成:熟地黄、酒萸肉、牡丹皮、山药、茯苓、泽泻。

功效:滋阴补肾。

主治:头晕耳鸣、腰膝酸软、遗精盗汗。

**24. 生脉饮**

组成:党参、麦冬、五味子。

功效:益气、养阴、生津。

主治:气阴两亏、心悸气短、自汗。

**25. 利肺片**

组成:百部、百合、五味子、枇杷叶、白及、牡蛎、甘草、冬虫夏草、蛤蚧粉。

功效:驱痨补肺、镇咳化痰。

主治:肺痨咳嗽、咳痰、咯血、气虚哮喘、慢性气管炎。

## 慢性支气管炎患者如何进行膏方调补

膏方(膏滋药)是膏剂中用于内服的一种,是经过特殊加工工艺制作成膏状的中药制剂。膏方的拟定是根据服食对象的四诊资料、体质、疾病性质、以往服食膏方或中药汤剂的反应等辨证论治，因人、因时、因地制宜，按照君、臣、佐、使的配伍原则选择中药组成方剂。膏方的优点是因人而异、整体调理，兼顾人体气血阴阳、五脏六腑，可以全面平衡地调节人体状况，治养结合，药补相宜，是一种具有高级营养滋补和治疗预防综合作用的中药剂型。

在改善慢性支气管炎患者亚健康状态方面，膏方独具特点。一是针对性强，一人一方，量身定制：可根据慢性支气管炎患者不同体质、不同症状体征进行组方，体现中医独特的辨证施治、因人制宜的个体化治疗。二是不良反应小：因为膏方是将中药饮片反复煎煮而成，虽然药味多，但平均到每天药量较小，调理时间也要求比较长，是一种细水长流型的调补方法，对肝肾不良反应小。三是预防作用明显：因为慢性支气管炎缓解期患者疾病处于稳定控制阶段，通过膏方调理可以起到改善体质、增强自身抵抗力、延缓和预防疾病发生发展的作用。四是简便易服，口味怡人：与普通汤剂比较，膏方每次服用一汤匙，用量小而纯，可避免汤剂每天煎煮的麻烦，同时膏方辅以冰糖、饴糖、蜂蜜或木糖醇等调制收膏，缓和了中药的苦味，作为辅料的芝麻、核桃肉等口味醇香，更使人易于接受。

## 如何根据体质进行膏方调补

气虚体质者，表现为神疲倦怠、动则气喘、汗多、饮食无味、

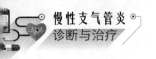

脉弱无力等,可以选用由人参、黄芪、茯苓、白术等中药制成的膏方。

血虚体质者,表现为面色苍白、头晕健忘、失眠少神、脉细无力等,可以选用由阿胶、熟地、当归、白芍等中药制成的膏方。

阴虚体质者,表现为形体瘦削、口干咽燥、渴欲饮水、手足心热、潮热盗汗等,可以选用由麦冬、沙参、龟板、枸杞子等中药制成的膏方。

阳虚体质者,表现为畏寒肢冷、性欲淡漠、尿频遗尿、腹中冷痛等,可以选用由鹿角胶、杜仲、蛤蚧、核桃仁等中药制成的膏方。

膏方既可在无病时单独服用,又可在病中与煎药同服或病后服用调养身体,以促进病后恢复健康。

## 普通膏方的适宜人群有哪些

欲知膏方调理之妙,须知膏方之形成有其源也。内服的膏剂又称为膏滋,《灵枢·五癃津液别》载:"五谷之津液和合而为膏者,内渗入于骨空,补益脑髓。"可见其主要以补益为主。但膏方不完全局限于滋补,其亦能起到治疗疾病的作用。最早见于《黄帝内经》记载有豕膏、马膏,系动物的脂肪。到了明清时期,膏方使用开始增多,膏方的药味也逐渐增多。中医学发展至今,膏方应用丰富多彩,尤其是冬令欲进补者每每求膏若渴。秦伯未尝谓"膏方非单纯补剂,乃包含救偏却病之义",其诠释揭示了膏方之本。膏方包含"救偏却病"的双重作用。因病致虚、因虚致病,可用膏方;慢性、顽固性、消耗性的疾患,亦可用膏方调养。所以膏方不同于其他补药、补方,它具有补中寓治、治中寓补、补治结合、综合调理的特点。膏方在提高人体免疫力、抵抗疾病、调理人体内环境方面确实起到很好的作用。

但是,膏方不是"灵丹妙药",不是什么病吃了马上就好,也不是每个人都能够进补。中医学认为,"虚则补之",即有虚证者,才需要补,诸如以下人群。

(1) 慢性病患者:冬季可以对慢性病患者采用边补边治的方法,以促进疾病的治疗和康复。

(2) 亚健康者:现代社会中青年人的工作、生活压力和劳动强度都很大(主要为精神紧张、脑力透支),同时不良的生活习惯也可造成人体各项正常生理功能大幅度地变化,使机体处于亚健康状态,这就非常需要适时进行整体调理。

(3) 老年人:他们的各项生理功能都趋向衰退,冬令进补能增强体质和延缓衰老。

(4) 女性人群:脾胃主全身元气,脾胃虚弱则元气不足,易致女性衰老。脾胃正常运转时,全身的营养不断得到补充,人的抗衰老能力、生命力随之增强,脸部就会红润,皮肤就会充满光泽和弹性。

(5) 儿童:对小儿可根据生长需要适当进补,尤其是有反复呼吸道感染、厌食、贫血等症的体虚患儿宜调补。

(6) 疾病康复期患者:病后、手术后、出血后处于康复阶段者,包括肿瘤患者手术、化疗放疗后。

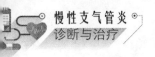

(7) 性功能减退者。

"虚则补之，实则泻之"，中医非常讲究平衡，人体既有不足的一面，需要补，也有亢盛的一面，需要泻。如果补得太过了，就会适得其反、破坏平衡、营养过剩，也可能产生疾病，故不可盲从。

## 进行膏方调补时应注意哪些误区

膏方是医生正确运用中医学基础理论，辨体质、辨证候，综合患者生活环境等各项数据，利用气象学、禀赋学及药的剂型特色，对患者统筹安排，进行个体化防病治病的一种独特的治疗手段。膏方的辨证论治常将宏观辨证与微观辨病相结合，膏方的确立由 4 个部分组成，即主方、辅方、佐方、使方。如此执简驭繁，像分析每一张小方子一样，分析其主、辅、佐、使及相应的功效。每张膏方均以主方为核心而布局，以主方为向导，辨证施补，因人、因地、因时制宜。主方对主证，辅方对次证，佐方对兼症，使方引经收膏。膏方是中医辨证论治的综合体现。这就要求膏方的开出者必须具备丰富的临床经验，针对患者症状、体征、宏观辨证与微观辨病相结合，然后根据患者具体情况确定治法，因时、因地、因人，完成一张个性化极强的方子。

一张膏方，药不在多，价不在高，为此需注意勿入误区，譬如：

(1) 膏方就是"补"。膏方离不开人参、鹿茸，膏方就是保健品,其实这些观点都没有正确理解冬令进补和膏方的作用与功能。冬令进补是中医学"天人合一"思想的具体体现,但"补"应理解为"删多余、补不足",寓"固本清源"为一体。进补之前,必须明辨虚实,以免遭受无虚滥补之殃;进补时,应先辨明虚证的不同类型,再分别选用益气、助阳、滋阴、养血的不同补药。要遵循"通补则宜,守补则谬"的原则,即补而不腻、补而不滞、补而不守,补的同时要配合宣通的药物,才能无害。

(2)越贵越补。其实不然,不是越贵越补。补益之剂,补法是否得当取决于辨证是否精当,应遵循"胃以喜为补""莫与气血为难",即在呵护胃气、畅通气血的前提下,制定理、法、方、药。切不可固于野山参、冬虫夏草、鹿茸、燕窝等品,不仅浪费资源,也会贻误治疗的时机。

(3)超剂量服用。有人常为求速效,每天服用几次,半个月内服完一料膏滋,希望毕其功于一役,结果多适得其反。进补宜从小剂量开始,逐步加量,缓缓图效。

(4)忽视中医辨证。辨证正确与否是疗效的关键。最好用药前开路调整脾胃,有持"冬天进补,来年打虎"论者,自购人参、阿胶等南货自煎,忽略了辨证,结果不少人服用后胸闷腹胀,害了自己。有些单位为职工"谋福利",请来一两位医生,一个下午为全体员工开膏方,无非是"十全大补"加"归脾汤"或"补中益气汤"之类,不考虑处方的针对性,自无疗效可言。

注意禁忌:忌闭门留寇。疾病的发生,是外邪侵入和正气不足所致。病邪犹如寇匪,常乘虚侵入人体,故有"邪之所凑,其气必虚"的说法。当病邪侵入人体时若先进行补虚,虚虽补了,却

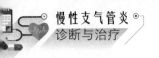

等于是关了门,将病邪留在体内就很难驱逐。中医学认为,应当是先将病邪祛除,再考虑进补。若先行补虚而忽视了祛邪,往往会造成病邪迁延不愈,因许多补药具有抗利尿、止泻、止汗等收敛作用,服用后不利于病邪从大小便或汗孔排出。因此邪盛体虚时治疗首当祛邪,不可贸然进补;若必须进补,也应攻补同用,免犯闭门留寇之戒。

除了各种名贵中草药和膏方,日常生活中的饮食对于健康进补同样非常重要。食补是中医养生的重要组成部分。生梨、莲藕、板栗、萝卜等水果蔬菜,日常饮食也可"冬补"。进补要根据体质和病情辨证。俗话说:"药症相符,大黄也补;药不对症,参茸也毒。"这是宝贵的经验之谈。

## 现代膏方调补有哪些注意事项

随着现代气候的变化,气温整体偏高,人们的食品也热量偏高、能量过剩。特别是白领们通常不是营养不足的问题,而是营养过剩或者营养结构不合理,引起体内阴阳气血失去平衡的问题。因此,食用的膏方不应是滋补药材的简单堆积,而应是辨证论治、配伍讲究的大复方。膏方只要对症就是佳品,并非越贵越好。

另一方面,服用膏方前后要注意调整,为膏方吸收得好创造条件。一是服用前有脾胃虚弱、寒湿困脾、肠胃湿热等情况的,或近期有急性胃肠疾病史的患者,服用膏方前需由医生给予运脾健胃、理气化湿的中药调理(即所谓"开路方"),为后续膏方的充分消化、吸收创造条件。二是在服用后,如出现感冒发热、伤食腹泻、胸闷腹胀、咳嗽、咳痰等急症时,应暂停服用,或者及时咨询开方医生,待急症消除后再服用。同时,服用膏方期间宜忌生冷、油腻、辛辣、不易消化的食物,戒烟限酒,不宜饮浓茶。如膏方中有人参、黄芪等补气药物时,应忌食生萝卜。在服用膏方的同时注意调整日常饮食,这样才能保证膏方的疗效。

## 慢性支气管炎患者的常用膏方有哪些

在临床上多数哮喘患者处于慢性持续期,病程较长,正虚邪恋,可用补肾平喘膏方缓以图之,取方用药以仙灵脾、巴戟天、首乌、黄精、熟地、山茱萸、蛤蚧、胎盘粉等温阳补肾、填精益髓为主;黄芪、党参、白参等健脾补肺;野荞麦根、胡颓叶、黄荆子、法半夏、蒲公英等兼以祛痰下气、止咳平喘;辅以阿胶、龟板胶、冰糖、饴糖等收膏用并进一步固本培元。

方一:扶正化痰定哮方

生晒参100 g,(炙)黄芪150 g,生、熟地黄各150 g,怀山药150 g,南、北沙参各150 g,女贞子150 g,(制)黄精100 g,枸杞子100 g,全当归100 g,广陈皮100 g,功劳叶150 g,(制)首乌150 g,五味子50 g,鹅管石300 g,炙麻黄50 g,射干150 g,炙苏子(包)150 g,炙紫菀150 g,款冬花100 g,杭白芍100 g,(炒)防风100 g,前胡100 g,(炒)黄芩150 g,软柴胡150 g,(沥)半夏150 g,(炙)

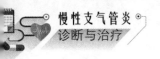

甘草 90 g,阿胶(烊)200 g,冰糖(烊)500 g。

方二:固本化饮平喘方

红参 100 g,(炙)黄芪 150 g,仙茅 150 g,淫羊藿 150 g,巴戟天 100 g,锁阳 150 g,补骨脂 150 g,怀牛膝 100 g,菟丝子 150 g,枸杞子 100 g,女贞子 150 g,功劳叶 150 g,川断 100 g,狗脊 150 g,炒杜仲 100 g,五味子 50 g,全当归 100 g,杭白芍 90 g,云茯苓 150 g,炒白术 150 g,广陈皮 100 g,制半夏 150 g,炙苏子(包)150 g,泽漆 150 g,(炒)枳壳 90 g,玉桔梗 90 g,生甘草 90 g,黄芩 150 g,柴胡 150 g,射干 150 g,(炙)麻黄 50 g,鹿角胶(烊)200 g,冰糖(烊)500 g。

## 慢性支气管炎的其他疗法有哪些

慢性支气管炎的治疗,除了口服药物外还有其他一些简单有效的方法。

### 1. 穴位敷贴法

桃仁、杏仁、栀子、胡椒各 10 g,同捣为末,用鸡蛋清调成糊状敷涌泉穴,用布条包扎,睡前贴敷,第二天清晨去掉,5 日为 1 个疗程,对治老年慢性支气管炎有效。

或取肺俞穴、定喘穴、风门穴、膻中穴、丰隆穴、膏肓穴、足三里穴。用白附子 15 g,洋金花 45 g,川椒 35 g,樟脑 5 g;制成 100 g 粉剂,将药粉少许置穴位上,用胶布贴敷,每 3~4 日更换 1 次。最好在三伏天应用。

亦可用白芥子、甘遂、细辛、丁香、苍术、川芎等量研成细粉,加入基质调成糊状,敷贴在穴位上,胶布固定,每次4~6小时,每周2次,8次为1个疗程,可连敷3年。若起小水疱,任其自然吸收;如已溃破,则涂以龙胆紫(甲紫)液,敷以消毒纱布,以防感染。

2. 穴位注射法

取大椎穴、风门穴、肺俞穴、定喘穴、膻中穴。每次选2~4穴,用黄连素(小檗碱)、普鲁卡因等药,注射量根据不同的药物及具体辨证而定。每穴每次注入0.5 ml,每日或隔日1次。

或取足三里穴,用喘可治注射液,每次左、右各注射1 ml,每周2次,8次为1疗程。可连续注射3年。

3. 穴位埋线法

取肺俞穴、膻中穴。常规消毒,局部浸润麻醉,取"0"号羊肠线,三角缝合针将羊肠线埋于穴位下肌肉层,15日换埋1次。气喘者加定喘穴,年老体弱者加膏肓穴、足三里穴。

4. 皮肤针法

部位取穴:①后颈部、气管两侧、太渊穴、天突穴、肘窝、大小鱼际,重点叩刺第五~七颈椎两侧、气管两侧,适用于慢性支气管炎急性发作时的咳嗽;②脊柱两侧、气管两侧、膻中穴、天突穴、前后肋间、太渊穴,重点叩刺胸腰部气管两侧,适用于慢性支气管炎咳嗽日久且反复发作者。

5. 艾灸法

取肺俞穴、大椎穴、风门穴、天突穴。

(1)温和灸:每穴10~20分钟,每日2~3次,5~7次为1疗程。

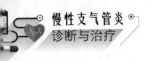
(2) 隔姜灸:艾炷如枣核大,每穴5~7壮,隔日1次,5次为1个疗程。

(3) 隔蒜灸:艾炷如枣核大,每穴5~7壮,隔日1次,急、重症每日1次,10日为1个疗程。

**6. 指压按摩法**

(1) 点按中府穴、膻中穴、天突穴、太渊穴、大包穴等穴各1~2分钟,以感到酸麻为度。

(2) 按揉定喘穴、风门穴、肺俞穴、厥阴俞穴各1~2分钟,以感到酸麻为度,用掌拍法拍打胸背部至背部发热,皮肤以发红为度。

(3) 按膀胱经胸背部经线,自上而下,反复10~20次。

# 拔火罐可治疗支气管炎吗

拔火罐就是将火罐吸附在身体的某一个部位,通过机械作用、温热作用等,起到治疗疾病的目的。拔罐有各种不同的治疗方法,可根据临床需要加以选用。

(1) 坐罐(留罐)法。将罐吸附在体表后,使罐留置一定时间,一般约10~15分钟,然后将罐起下。罐大、吸拔力强的留置时间稍短,吸拔力小的留置时间可稍长,用玻璃罐可以观察皮肤颜色,一般以变紫红色为度。

(2) 闪罐法。将罐拔住后,立即起下,反复吸拔多次,以皮肤变潮红、充血时为止。

（3）走罐（推罐）法。先在所拔部位的皮肤或罐口上涂一些润滑油，待罐吸上后，以手握住罐底，将罐略提起，慢慢向前推动，可上下或左右来回推移数次，至皮肤潮红为止。

（4）煮药罐法。将配制成的药物装入布袋中，放入清水煮到适当浓度，再把竹罐投入药汁煮15分钟，拔在所需部位。

（5）储药罐法。可用特制的抽气罐，其内盛储一定药液，然后抽去空气，产生负压，使其吸在要拔罐部位的皮肤上，让药物起到治疗作用。

慢性支气管炎患者多用坐罐法，也可采用储药罐法。注意拔罐部位要选择肌肉丰满、富有弹性及毛发少的部位，或作用于穴位。慢性支气管炎的患者可以选取背部第一～十二胸椎两侧，足太阳膀胱经背部第一侧线上或者选取大椎穴、肺腧穴、定喘穴等穴位。1次可以取1个到数个穴位，至皮肤瘀血为度，每日或者隔日拔1次，10次为1个疗程。起罐时要用手指轻按压罐边缘皮肤，使空气进入罐中，让火罐自行脱落，不能硬拉或旋转。若皮肤有破溃、水肿或周围有大血管部位不宜拔罐，有发热及自发性出血倾向的患者也不能使用拔罐法。


## 什么是慢性支气管炎的"冬病夏治"


"冬病夏治"是中医学的一个概念。《黄帝内经》中记载："不治已病，治未病，不治已乱，治未乱"。"治未病"包括两方面的内容：①未病先防，是指在未发疾病以前，做好各种预防工作，以防

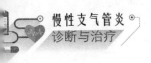

止疾病的发生,这是最积极的预防措施;②既病防变,是指一旦疾病发生,则应该尽早诊治,以防疾病由表及里、由此及彼的发展、转变。

慢性支气管炎是指气管、支气管黏膜及其周围组织的慢性炎症。病因分为外因(吸烟、感染、环境污染、气候及过敏因素)和内因(免疫功能和呼吸道局部防御功能减低、自主神经功能失调)两个方面。多起病缓慢,病程较长,易反复并可进行性加重。主要症状有慢性咳嗽、咳痰或伴喘息,病情冬重夏轻,受凉易发,到夏天气候转暖时症状可好转或缓解。慢性支气管炎的患者夏季病情往往处于缓解的状态,但并未痊愈,加之夏季伏天人体气血旺盛、腠理开泄,通过内服汤药或外敷药物的方法进行治疗和调理,可以减轻疾病在冬季发作时的症状和病情,从而延缓病情的进展。

冬病夏治的时间一般在每年阳历的 6~9 月份。坚持数年,则可预防感冒、减少和防止慢性支气管炎的复发。

## 慢性支气管炎"冬病夏治"的理论依据是什么

### 1. 从气机升降论冬病夏治

中医学气机升降出入学说与《易经》的卦象相互为用,《易经》中"震、离、兑、坎"等四卦象则具体演示了春、夏、秋、冬四气的气机升降出入运动变化。秋天燥金肃杀之气,至阴肃肃、自天而降,阳气收敛而沉降,如兑卦之象;至冬天,阳气藏于五脏,内实外虚,如坎卦之象,因此冬天易感受寒邪致病,或阳虚之体寒病易加重。此时因阳气藏于五脏,五脏实,冬天治疗,而致实实之戒,故治疗效果不是很明显。春天人体阳气乘肝木升发、疏泄之势由里出表,如震卦一阳奋起于地下,病情减轻;至夏天阳气实于表,虚于里,如离卦中虚外实之象,此时若误用寒凉,则更伤五脏阳气,犯虚虚之戒,以致冬天病情加重。若此时以五脏阳气虚之时而采用温补之法,虚既得实,正气不亏即能抗邪,治疗效果较好。

**2. 从四季阴阳论冬病夏治**

"春温,夏热,长夏湿,秋燥,冬寒",这是四时五气之气。当其"太过"与"不及"皆可成为致病因素,加非其时而有其气如春气当温,今反为寒;冬令当寒,今反为温,凡此等等。不但植物生长受到气候的影响,而且人体也将受其伤害,正如《素问·六微旨大论》云:"亢则害,承乃制,制则生化……害则败乱,生化大病"。根据《黄帝内经》"天人合一"的学说,人体的阳气与自然界的阳气相一致,即生于春,旺于夏,收于秋,而藏于冬。同时在一年的气候变化中,"冬至"与"夏至"是阴阳转化的两个转折点。冬至伊始,阳气渐生,阴气渐衰,经过小寒、大寒、立春、雨水、惊蛰、春分、清明、谷雨、立夏、小满、芒种,到了夏至,阳气的胜复达到了顶点,同时阴气的消退也趋于尽头。夏至开始,阴气渐旺,阳气日衰,经过小暑、大暑、立秋、处暑、白露、秋分、寒露、霜降、立冬、小雪、大雪,到了冬至,阴气的胜复达到了顶点,同时阳气的消退也趋于尽头。根据阴阳制约关系,在夏季三伏天,阳气最旺和体内寒凝之气易解之时,扶益阳气,可达到祛寒目的,从而使失衡阴阳达到稳态。从阴阳互根而论,春夏养阳,是为秋冬储

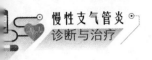

备阳气;秋冬养阴,是为春夏养阳奠定基础。正如张介宾所言:"夫阴根于阳,阳根于阴,阴以阳生,阳以阴长。所以圣人春夏则养阳,以为秋冬之计"。

### 3. 从中医学体质学说论冬病夏治

因体质差异,个体对外邪的抗御能力有所不同,正如《医宗金鉴》:"六气之邪,感人虽同,人受之而生病各异者,何也? 盖人之形有厚薄,气有盛衰,藏有寒热,所受之邪,每从其人之盛气而化,故生病各异也"。有些人素体阳虚,抗御外邪的能力不足,加之冬季寒气太过而致病,致使夏至阳气至盛之时也未能消退,此时补益阳气则可有效克制体内阴寒之气,从而达到冬病夏治的目的。

## 慢性支气管炎如何进行"冬病夏治"

冬病夏治的具体治疗方法很多,包括内服和外治两大类:内服包括药膳、中药汤药、中成药等;外治包括敷贴疗法、针刺疗法、艾灸疗法、拔罐疗法、推拿疗法、刮痧疗法等。下面主要介绍常用的中药汤药、药膳、敷贴疗法、穴位注射疗法。

### 1. 中药汤药调理

中药汤药进行冬病夏治,原则上根据辨证论治进行,从头伏开始进服中药汤药,连续3周。基本处方由补肺汤或者金水六君煎化裁而来。常用中药:生黄芪15 g,炙黄芪15 g,党参9 g,北沙参9 g,南沙参9 g,紫菀9 g,桑叶9 g,白果9 g,橘红6 g,白术9 g,

当归 9 g,熟地黄 9 g,橘皮 6 g。为了加强冬病夏治温通散寒的效果,常加入桂枝、干姜、细辛、淫羊藿、补骨脂、巴戟天、蛤蚧,同时也加入女贞子、墨旱莲等阴中求阳,五味子等收敛镇摄。

2. **药膳**

在夏季病情缓解期,除了要求患者注意保暖、预防感冒和进行呼吸锻炼等积极预防外,还应辅以健脾养肺、补益肺肾类的药膳,这样可以明显减少复发,延缓病情发展。

(1)黄芪乌骨鸡:黄芪 30 g,乌骨鸡半只。将乌骨鸡去毛和内脏,洗净,切半只,再切块,放砂锅中与黄芪共炖,鸡肉熟烂后,加调味品,饮汤食肉,可分 3 次食用,连食 1 个月左右。可起到益气养肺、滋肾养血、预防感冒的作用。长期食用可提高机体的抵抗力。

(2)补肾胡桃泥:紫衣胡桃 1 个,每晚临睡前细嚼后服下。长期服用有补肾养血、润肺纳气的作用。适宜于肾虚的老年慢性支气管炎患者食用,常服有效。

(3)艾姜芝麻饼:艾叶 30 g,生姜 3 片,芝麻油 50 g,面粉 15 g。艾叶用芝麻油炸之后,与生姜分别切成细丝,以面粉调拌呈饼,再入油锅炸焦捞出食用,每日 1 次,连续服用 5 日。能轻宣肺气、止咳化痰。用于慢性支气管炎者。

(4)杏仁粥:取甜杏仁 10 g,苦杏仁 6 g,粳米 50 g,冰糖适量。甜、苦杏仁清水泡软去皮,粳米泡软,以上 3 种材料一起捣烂,加清水及冰糖煮呈糊状,每日早晚各 1 次。能润肺平喘、止咳化痰、润肠通便。可用于慢性支气管炎干咳及老年人伴有肠燥便秘者。

(5)虫草炖老鸭:冬虫夏草 15 g,老鸭 1 只。将虫草放于鸭腹内,加水炖熟,调味食用,连食 1 个月左右。可补体内虚损,益

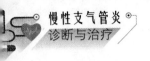
肺肾、止咳喘。

(6) 核桃仁鸡丁:核桃仁 100 g 油炒至黄色,鸡肉 250 g 切丁油炒至七成熟,鸡丁加作料后加入核桃仁略炒,即成核桃仁鸡丁。具有益气养血、补肾健身的功效。用于老年慢性支气管炎伴有营养不良或贫血者。

(7) 贝母梨子汤:梨 1 只,洗净挖去中间果核,放川贝母、浙贝母各 6 g 于梨子中间,加入白糖适量共炖,喝汤、吃梨和贝母。适用于慢性支气管炎干咳少痰者。

(8) 百合银耳粥:百合 30 g,银耳 15 g,粳米 50 g,共煮呈粥食用。能滋阴润肺、清肺止咳。用于慢性支气管炎伴有心烦失眠者效果较好。

### 3. 敷贴

敷贴疗法是将药物研成细末,并与各种不同药汁调制成糊状制剂,敷贴于一定的穴位或患部,以达到治疗疾病的方法。夏天敷贴治疗法是根据中医学"治病求本"和"冬病夏治"的原则,用一些具有温养作用的药物来调和脏腑,达到温阳利气、祛痰散结、调整肌体免疫功能,从而发挥防病治病的作用,增强身体抗病能力,预防慢性支气管炎在冬季发作或减少其发作。

(1) 细辛、甘遂各 3 g,白芥子、白芷各 9 g。共研细末,生姜汁调糊,贴于肺俞穴、天突穴、定喘穴,外用胶布固定,每次贴 4～6 小时,每周 2 次,3 周为 1 个疗程。可治疗慢性支气管炎,预防反复发作。在药物敷贴处,往往加用离子导入、神灯(红外线照射灯)方法,以加强药物透皮效果,增强疗效。

(2) 杏仁、桃仁、栀子各 6 g,胡椒 6 粒。共捣烂,姜汁或蜂蜜调和,取适量,睡前敷于涌泉穴,第二天清晨取下,可连续使用5日。可用于治疗慢性支气管炎。

注意事项:外敷后需严密观察用药反应。①外敷后多数患者局部有发红、发热、发痒感,或伴少量小水疱,此属外敷的正常反应,一般不需处理。②如果出现较大水疱,可先用消毒毫针将疱壁刺一针孔,放出疱液,再涂甲紫(龙胆紫)药水,要注意保持局部清洁,避免摩擦,防止感染。③外敷治疗后皮肤可暂有色素沉着,但5～7日会消退,且不会留有瘢痕,不必顾及。

**4. 穴位注射**

取足三里穴,每周2次,每次左、右足三里穴各注射1次,连续3周为1个疗程,可以连续治疗2个疗程。

(1) 气虚:黄芪注射液,每穴2 ml。

(2) 阳虚:喘可治注射液,每穴2 ml。

(3) 血瘀:丹参注射液,每穴2 ml。

注意事项:①过于疲劳、精神高度紧张、饥饿、有晕针史者不宜;②年老体弱者应尽量采取卧位等舒适体位,手法宜轻;③10岁以下小儿因不易配合,不宜;④有出血性疾病的患者,或常有自发性出血、损伤后不易止血者,不宜;⑤皮肤感染、溃疡、瘢痕和肿瘤部位不予针刺;⑥针刺时应掌握深度和角度,防止误伤。


# 什么是慢性支气管炎的"冬病冬治"


"数九"期间天气最为寒冷,人体阴气最盛、阳气最弱,寒气

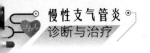

更易侵袭人体,诱发或加重呼吸道等慢性疾病,如哮喘、肺气肿、鼻炎、肺炎等容易反复发作。

"冬病冬治"主要是通过对穴位的刺激而调理全身,能够防治的疾病有反复感冒、咳嗽、哮喘、气管炎、肺气肿、肺源性心脏病、肺炎、慢性咽炎、扁桃体炎、过敏性鼻炎等。

中医学所谓"天人相应",认为人与自然是一个相互统一、相互影响的整体,防治疾病时顺应天气和时节变化将起到事半功倍的效果。数九寒天阳气收敛,经络也处于半休眠状态,此时进行穴位敷贴、穴位注射,可以及时起到温阳益气、健脾补肾益肺、祛风散寒、止咳平喘的功效,减少冬令呼吸道疾病的发生、加重。此外还有助于体内阳气的升发,增强人的体质和抗病能力,为来年身体健康打下坚实基础。

## 慢性支气管炎"冬病冬治"的主要内容包含哪些

目前比较流行的中医学"冬病冬治"手段,包括膏方调理、穴位敷贴、穴位注射。

### 1. 膏方调理

膏方是指通过中医学辨证以后,根据患者具体病症和体质,进行中医处方,其中含有调理体质的膏滋药(如阿胶、鹿角胶、龟板胶)、补益药(如人参、西洋参、冬虫夏草)以及中草药,共同制成用于调补的中药膏药。对于反复呼吸道感染、支气管哮喘、慢性阻塞性肺疾病等呼吸道疾病患者,具有显著疗效。一般在冬至前 4～6 周进行辨证处方,冬至始服,立春乃止。

### 2. 穴位敷贴

穴位敷贴是指应用特定的有效的中药配方加工成药粉,调制成药饼,敷贴于相应的穴位上。中药敷贴通过经络、穴位刺激和药物渗透、吸收的双重作用,达到调畅经络、调节气血、调理脏腑功能的目的。敷贴是祖国传统医学外治法之一,四季均可应用。适用人群:支气管哮喘、慢性阻塞性肺疾病、反复呼吸道感染者。治疗时间为每年大雪至小寒(12 月初到 1 月中旬),共计6 周,涵盖"三九"。

### 3. 穴位注射

治疗药物根据中医学辨证论治原则而具体决定,肾阳虚患者应用喘可治注射液,气虚患者应用黄芪注射液,血瘀患者应用丹参注射液。适用人群:慢性阻塞性肺疾病、支气管哮喘、反复呼吸道感染者。治疗时间为每年大雪至小寒(12 月初到 1 月中旬),每周2 次,连续 4 周为 1 个疗程。建议每年 2 个疗程,连续治疗 3 年。

# 为什么中医学认为肺与脾、肾密切相关

中医学认为,人体是一个有机的整体,各脏腑组织之间密切联系,生理上相互生养制约,病理上互相乘侮影响。虽五脏六腑皆令人咳,然其中与肺关系最为密切的是脾、肾。

### 1. 肺与脾的关系

脾、胃与肺密切相关。

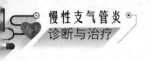

(1) 经络关系。《灵枢·经脉》曰："肺手太阴之脉,起于中焦,下络大肠,还循胃口。""胃足阳明之脉……下隔,属胃,络脾。""脾足太阴之脉……属脾络胃,上隔"。脾、胃属中焦,中焦是肺经之起源,脾、胃、肺之脏腑通过中焦相互联络。经络是人体气血的通道,即脾、胃、肺之脏腑的气血通过经络相互联络、相互影响。

(2) 生理关系。脾、肺主要在气和津液代谢方面有密切联系。肺主气,脾主运化,肺气有赖于脾所运化的水谷精微以充养,脾所运化的水谷精微则需肺气的宣发而输布全身,脾气益肺、肺气助脾,故有"脾为生气之源,肺为主气之枢"的说法。肺主气,既主呼吸之气,又主一身之气,而脾为气血生化之源。因此,肺主一身之气是以脾为气血生化之源为前提的。再者,肺的宣降作用,可通调水道,保证水液的正常输布与排泄。脾的运化作用,可吸收与转输水液,使水液正常生成与输布。

(3) 五行关系。脾、胃在五行属土,肺属金,土生金,两者属母子关系。若一方过多或过少,则会出现相乘、相侮的病理关系,五脏之间相互影响。

(4) 病理联系。脾气益肺,肺气助脾。若脾胃虚弱、土不生金,致肺气不足,临床可见面色苍白、少气懒言、消瘦、咳嗽、便溏等。若脾失健运,则水湿凝聚化为痰饮,上逆犯肺,以致肺失宣降,产生痰饮、咳喘,故有"脾为生痰之源,肺为贮痰之器"之说。另一方面,如果肺气不足,也会影响脾脏,而出现肺脾同病的症状。如虚劳患者久咳肺虚,有时会出现脾胃不振、食欲减退、大便溏泻等。再有胃病多兼燥,燥则耗阴血,胃阴不足可致肺阴不足,从而出现手足心热、日晡潮热、干咳少痰或痰中带血,脉细数,此乃阴虚之证。

### 2. 肺与肾的关系

根据临床表现,慢性支气管炎属中医"咳嗽""喘症""肺胀""痰饮"等范畴,肺肾相关表现在3个方面:肺为水之上源,肾为主水之脏;肺主气司呼吸,肾主纳气;肾阴为各脏之阴的根本。

生理上:

(1) 在水液代谢方面,由于肺有主一身之气、通调水道的功能,水液须赖肺气的宣发肃降,才能"下输膀胱"和"水精四布,五经并行",所以称"肺为水之上源",并有助于肾的主水功能的发挥。但是,肺的宣发肃降以通调水道的功能,又有赖于肾阳的温煦和蒸腾气化作用,所以有"其本在肾,其标在肺"之说。

(2) 在呼吸运动方面,呼吸运动虽为肺所主,但需要肾的纳气功能的协助,才能使肺吸入的清气下归于肾而为人体所用,所以有"肺为气之主,肾为气之根"之说。肺虽司呼吸,但要使呼吸保持一定的深度,也有赖于肾的纳气功能。正如《医碥·气》:"气根于肾,亦归于肾,故曰肾纳气,其息深深。"

(3) 肾阴为各脏之阴的根本,肺阴赖于肾阴之滋养。但是肾"受五脏六腑之精而藏之",肺精对肾阴也有资助作用,此关系称为"金水相生"。

病理上:

(1) 在水液代谢方面,若肾阳虚衰,蒸腾气化功能减退,水气内停,上泛射肺则肺失肃降,而喘、肿并见。

(2) 在呼吸运动方面,肺气久虚,可伤及根本而致肾失摄纳;

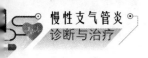

肾的精气不足,摄纳无权,气浮于上,也可影响肺的主气司呼吸的功能。无论是肺气虚而致肾失摄纳,或肾失摄纳而致气浮于上,都是肺肾气虚,可出现动则气急、呼多吸少等症。

(3) 由于"金水相生",所以肺阴虚损,久必及肾而致肾阴亦虚;肾阴虚,不能滋养肺阴,亦可致肺阴虚,两者最终都形成肺肾阴虚。

## 中医学对于慢性阻塞性肺疾病的认识如何

慢性阻塞性肺疾病(简称慢阻肺,chronic obstructive pulmonary disease, COPD)以咳、痰、喘反复发作为主要临床表现,属中医学"咳嗽""哮证""喘证""痰饮""肺胀"等范畴,多由肺系疾患日久迁延所致。病机总属本虚标实,但有偏实、偏虚的不同。中医认为,在急性加重期,患者咳、痰、喘症状明显,辨证以邪实为主。稳定期患者咳嗽、咳痰、气短等症状稳定或症状轻微,则以正虚为主。但是,就临床所见,即使是在稳定期,患者的临床表现除了短气、乏力、自汗、腰膝酸软等虚症外,还有咳痰、胸脘痞闷、口唇发绀、杵状指等痰瘀表现。正气亏虚,推动、温煦、濡养失职,则津聚为痰,血停为瘀。痰瘀互结,阻于气道,不但使疾病缠绵难愈,更易耗损正气。故痰、瘀、虚三者是其缠绵迁延、反复发作的根本原因,虚实并见、互为因果,是 COPD 稳定期病机特点。

痰是慢阻肺的病理产物和内在致病因素。中医学认为痰是脏腑功能失调、津液输布障碍,或邪热伤津炼液而成的。脏腑功能失调以肺、脾、肾三脏为主。肺主气,司呼吸,主宣发、肃降,为水之上源,感受六淫外邪,或其他脏腑功能失调,如肝气郁结、横逆伤肺,或久病肺虚,均可使肺失宣降,津液输布失常,停聚为痰;脾主运化,各种原因导致脾胃运化失常,水湿即停而为痰浊,痰浊上乘,蕴贮于肺脏,即所谓"脾为生痰之源,肺为贮痰之器";肾主水,为水脏,久病肾虚,或劳欲伤肾,肾阳虚弱,不能温化水湿,聚成痰浊。COPD 长期反复急性发作,迁延不愈,导致肺、脾、肾虚损,为痰的产生提供了病理基础。痰成之后,又作为内源性致病因素作用于人体,痰阻于肺,肺失宣肃而见咳嗽、咳痰、气喘等症。痰浊内蕴是慢阻肺反复急性发作的重要内因,痰蕴于肺,肺失宣降,腠理失于疏泄,卫外不固,外邪极易入侵。外邪入侵,每借有形质者为其依附,蕴贮于肺之痰浊是外邪最好的附着物,外邪与痰浊相合,黏腻难去,危害肌体。

血瘀是慢阻肺病程中的必然病理。中医学认为肺主气,司呼吸。肺的生理功能表面上是气的功能,是气自始至终在参与、在职司、在支持;实际上,其无时无刻不与血有关,肺是气肺,同时也是血脏。肺主气、司呼吸的功能完成,最后是通过"肺朝百脉"这一生理现象去实现的。因为在脉之血都要会聚于肺,并通过肺血的定向流动,把气带到人体的五脏六腑、五官七窍、皮毛筋骨。正如《医学真传·气血》说:"人之一身,皆气血之所循行。气非血不和,血非气不运"。因此,在生理上,肺既主气亦主血,既行气亦主行血。病初由肺气郁滞、脾失健运、津液不归正化而成,渐因肺虚不能化津,脾虚不能转输,肾虚不能蒸化,痰浊愈益

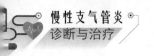

潴留。痰浊蕴肺,病久势深,肺气郁滞,不能治理调节心血的循环,心脉失畅则血郁为瘀。

慢阻肺患者大多年事较高,正气渐虚,且慢阻肺反复发作,迁延不愈,久病伤正气,正虚推动血行不力而易形成瘀血;肺朝百脉、主治节,助心调节血液循环,外邪闭肺,或痰郁肺阻,皆可致肺失宣降,不能助心主治节而形成瘀血;久病脾肾阳虚,甚而累及心阳,不能温煦经脉或鼓动血脉,血液凝滞,形成瘀血。

痰和瘀作为慢阻肺的重要病理因素,两者常相互影响,互生互助,胶结难解。痰阻遏气机,肺气被郁,失于宣降,百脉不能正常朝会于肺,肺不能助心主治节,可形成或加重瘀血病理;反之,瘀血也可引起痰的产生,加重痰郁病理,由于瘀血停滞,经脉涩滞,势必引起肺气郁闭,导致津液失于宣肃输布,停滞为痰。痰可酿瘀,痰为瘀的基础,而瘀亦能变成痰水,形成恶性循环。故COPD患者临床常出现痰瘀相兼表现,如咳嗽、咳痰、喘促、唇甲发绀、胁下痞块、舌质瘀暗等。

慢阻肺之所以反复急性发作,重要原因之一就是机体衰弱,抵抗力低下。其发病率与年龄成正相关。随着我国人口老龄化的进展,慢阻肺的发病率将越来越高。"虚",尤其是肺、脾、肾三脏之虚成为慢阻肺发生、反复发作的重要内因。因肺主气,开窍于鼻,外合皮毛,主表,卫外,故外邪从口鼻、皮毛入侵,每多首先犯肺,导致肺气宣降不利,上逆而为咳,升降失常则为喘,久则肺虚。若肺病及脾,子盗母气,脾失健运,则可导致肺脾两虚,日久及肾。肺虚则不能主气、司呼吸,失于宣降而出现咳、痰、喘等症,肺虚表卫不固易致外邪入侵,使肺失宣肃,引起慢阻肺的反复急性发作;肾虚不能纳气,肺气上逆而喘咳;脾虚升降失常,影响肺主气、肾纳气之功能,使肺肾功能失调而发生喘咳。肺、脾、肾虚弱还是形成痰、瘀或痰瘀相结的重要原因。慢阻肺长期反复急性发作,又进一步损伤肺、脾、肾,即所谓"久病必虚"。

由此可见,COPD以外感六淫为主要诱发因素,肺、脾、肾虚损,外邪、痰浊、血瘀为本病的内在病机、病理变化。病机特点是本虚标实,本虚以肺、脾、肾虚为主,标实以外邪、痰浊、血瘀为主,痰、瘀、虚三者是本病缠绵迁延、反复发作的根本原因。

## 中医学治疗慢性阻塞性肺疾病的原则是什么

中医药治疗慢阻肺,目前多急性期治以祛邪,稳定期治以固本为原则。对于具体立法原则,尚处于百家争鸣阶段,没有取得共识。先举隅一二,附下。

通过研究,慢阻肺发作期实证的发生率依次为:血瘀证、痰热蕴肺证、表寒肺热证、痰湿阻肺证;虚证的发生率依次为:肺气虚证、脾气虚证、肾阳虚证。缓解期实证的发生率依次为:血瘀证、痰热蕴肺证、痰湿阻肺证;虚证的发生率依次为:肺气虚证、脾气虚证、肾阳虚证。

有学者根据临床特点将该病稳定期分为三型辨治:肺虚痰阻证,治宜益气化痰,以六君子汤为基本方佐以祛痰药;脾虚痰湿证,治宜益气健脾、理气化痰,方用黄芪生脉散和二陈汤加减;肾虚喘促证,治宜肺肾双补、温阳纳气,方用金匮肾气丸加减。

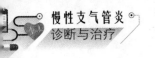

有学者将慢阻肺稳定期分为六型：肺肾气虚证、气阴两虚证、肺肾阴虚证、肺气虚证、痰气互结证、肺脾气虚证。

有学者认为本病急性期痰热蕴肺、肺肾两虚证多见，缓解期肺脾两虚证为多见，另外还有气虚痰瘀证，肺郁痰瘀、脾肾阳虚证。

有学者认为本病稳定期分为肺气虚和脾阳虚、肾阳虚不同阶段辨证论治。

有学者认为慢阻肺主要病理因素为痰浊与瘀血，辨证论治分为三大类，痰（痰热郁肺、寒痰留肺、痰瘀互结、痰湿蕴肺）、瘀（痰瘀互结）、虚（肺气虚、脾气虚、肾气虚）。

总体上看，中医证型多为复合型，各证型比例由大到小依次为肺脾气虚、痰瘀阻肺证，肺脾气虚、痰热瘀肺证，气阴两虚、痰热瘀肺证，肺脾肾虚、痰饮瘀肺证，其分布规律体现了"气虚痰瘀"的基本病机。

# 慢性支气管炎患者的生活保健

## 预防慢性支气管炎为何应始于童年

慢性支气管炎人群患病率为4％，50岁以上的老年人患病率高达15％。慢性支气管炎不仅疾病本身对健康有不利的影响，5年之后，如果没有得到明显控制，就会出现阻塞性肺气肿、支气管扩张等并发症，8～10年之后甚至可能出现危及生命的肺源性心脏病。

提起慢性支气管炎，很多人都觉得是老年人才会有的疾病，因此慢性支气管炎也通常被称为"老慢支"。慢性支气管炎是老年人的常见病，但是慢性支气管炎的防治应始于童年。有调查资料表明，8岁以前的儿童，呼吸系统还处于发育过程中，如果曾经患过比较严重的下呼吸道感染，如肺炎、急性支气管炎等，成年后慢性支气管炎的发病率比没有感染过的儿童要高很多倍。

免疫系统是维持健康的重要保障。有两个年龄段的人最容易生病：10岁以下的儿童和40岁以上的中老年人。原因在于这两个年龄段的人免疫功能较差，前者是免疫系统尚未发育完全，后者是免疫系统已经老化。免疫系统功能低下导致的各种疾病，最主要的表现在呼吸道。因为呼吸道是对外高度开放的器官，外界环境中的各种致病因素，都可以轻而易举地进入呼吸系

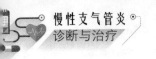
统。儿童时期常见的呼吸道疾病为反复感冒、鼻炎、扁桃体炎、气管炎、支气管炎甚至肺炎等。儿童时期的这些呼吸道疾病，经过积极的治疗，大部分都可以痊愈。但是这些人呼吸系统的抵抗力就较其他没有发生过呼吸道疾病的人弱。到中老年时，遇到同样的外界致病因素刺激，这些有过呼吸道疾病史的人更容易患慢性支气管炎。

儿童时期的预防可以从以下几方面着手。

（1）避免接触有害气体和烟尘等的刺激，家长吸烟的要及时戒烟，尽量不在有儿童的地方吸烟，二手烟对儿童的伤害也不可忽视。

（2）体质较弱的儿童可以在医生的指导下注射气管炎疫苗、流感疫苗、卡介苗等，防止感冒，预防和减少慢性支气管炎的发生。

（3）进行各种体育锻炼，家长可以根据儿童的具体情况选择适合的运动，如游泳、慢跑、跳绳等。需要注意的是，儿童运动后往往容易出汗，不要马上脱衣，以防受风寒引起感冒。

（4）儿童罹患上呼吸道感染时，要积极治疗，防止进展为下呼吸道感染。一旦发生下呼吸道感染，要积极在医生指导下应用敏感抗生素，配合止咳化痰、吸氧等治疗，缩短疾病的病期，促进气管、支气管及肺的修复。

## 怎样预防小儿慢性支气管炎

小儿慢性支气管炎的预防应本着小儿本身的生理特点进

行。小儿对于季节气候的变化较成人敏感,要适时增减衣服,预防感冒;疑有对鱼、虾、鸡蛋、牛奶等过敏者,要减少或禁止食用;对上呼吸道感染,如扁桃体炎、鼻炎等要积极进行根治。

小儿肺炎、急性气管支气管炎,咳嗽、咳痰等症状的消失比病变组织的恢复要快。所以,患儿症状消失不能认为是疾病痊愈而自行中断治疗,可致使病情反复。在重症肺炎之后,必须长期随访观察,注意胸部 X 线片或 CT 复查,彻底治疗。

已经罹患慢性支气管炎的患儿,大多体格较弱,必须加强营养,积极参加各种体育活动,锻炼身体,预防感冒。饮食上,食物宜清淡,多食用豆制品、瘦肉等优质蛋白;可以选用具有健脾、益肺、理气、化痰功效的食物,如百合、大枣、莲子、核桃、杏仁等;少吃或不吃刺激性食物,如胡椒、辣椒、韭菜、蒜等。体育锻炼上,可以选择适合儿童做的运动,如游泳、跑步、体操等。

儿童也需要重视耐寒锻炼。可以坚持冷水洗脸,并加强脸部特别是鼻部的按摩,可以使局部血液流通,增强御寒能力。

慢性支气管炎多在气候寒冷的冬季发病,夏季多处于缓解期,中医学"冬病夏治"的方法同样适用于儿童。通过扶助正气以增强患儿的抗病能力,达到祛除病邪,从而促进生理功能的恢复。

儿童也可以间歇性地服用免疫增强药膳,常用生黄芪 25 g,太子参 25 g,联合炖童子鸡、鸭或蹄髈,每 1～2 周服食 1 次。平时也可以进食一些银耳百合羹、白果、大胡桃。热性、易上火体质的孩子,也可以常服菊花茶、金银花露等以调节体质。

小儿慢性支气管炎的预防和治疗要坚持生活调理与药物

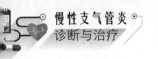

治疗相结合,中医防治与西医防治相结合的原则。希望通过积极的预防和治疗,防止或减少小儿慢性支气管炎的发生或发展。

## 怎样预防老年性慢性支气管炎

老年性慢性支气管炎简称"老慢支",是老年人呼吸系统常见病之一,好发于秋冬季节。虽然"老慢支"是缓慢进展的,平均5~10年以上才会出现比较严重的影响患者生活的并发症,但其危害性是很严重的。一旦出现并发症,治疗就非常棘手,因此,预防很重要。

感染是"老慢支"发生、发展的重要因素,且慢性支气管炎多是由呼吸道的感染反复发作造成的。因此,预防老年性慢性支气管炎首先要预防和防止呼吸道感染,去除可诱发感染的原因,如预防感冒、消除各种致病因素、避免接触有害气体和烟尘、戒烟、注意保暖等。通过适当的运动,增强机体抵抗力。

慢性支气管炎多在寒冷的冬季发生或发展。老年人由于耐寒能力较差,当遇到冷空气刺激时,就易发生呼吸道感染。进行耐寒锻炼对"老慢支"患者极为有利,一年四季都可以进行。春天时,晨间到空气好的公园活动,每天用双手按摩面部及四肢直至发红或轻微发热为止;夏季用冷湿毛巾拧干后,擦全身,每日1~2次,提高机体抗病能力;秋冬季节可以采取冷水洗脸,早晚适当到户外活动,循序渐进,增强适应寒冷气候的能力。

"老慢支"的患者随着病情的进展会逐渐出现呼吸困难。改善呼吸困难的方法除了吸氧外，还可以通过缩唇呼吸法来改善肺功能状态。该法操作简单，效果较好，受到"老慢支"患者的青睐。具体做法是用鼻深吸气，屏住 2～3 秒，然后将口唇缩成圆筒状，缓慢均匀吐气。每日早晚各 1 次，每次重复 50～100 个呼吸动作，可逐渐增加到 200 个。呼吸的深度、频率、缩唇程度，可根据自身病情及耐受程度调节，以不费力为度，持之以恒，就会得到满意效果；也可以通过周天吐纳气功锻炼呼吸功能；传统戏剧如京剧里面吐纳运气方法的锻炼，也可以有效地改善肺功能。

## 预防慢性支气管炎有哪些关键点

对于慢性支气管炎的治疗，中医、西医都没有特效的药物和方法，因此慢性支气管炎的预防显得尤为重要。

（1）防治呼吸道感染。病毒、细菌、支原体等的感染是慢性支气管炎发生、发展的重要因素。患者应加强身体锻炼，提高机体的御寒能力，注意个人保护，预防感冒发生。适当进行耐寒锻炼，增强适应气候变化的能力；提早注意气候的变化，注意防寒保暖，及时添加衣物。在呼吸道急性感染期，按照医生指导，选择药物，及时治疗；在急性感染控制后，可以应用一些中药进行调理，促进呼吸道的修复。

（2）避免烟雾、粉尘的刺激。首先要提倡戒烟，而且还要避免被动吸烟，因为烟中的化学物质如焦油、尼古丁、氰氢酸等，可

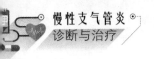

作用于自主神经,引起支气管痉挛,从而增加呼吸道阻力;另外,还可损伤支气管黏膜上皮细胞及其纤毛,使支气管黏膜分泌物增多,降低肺的净化功能,易引起病原菌在肺及支气管内的繁殖,致慢性支气管炎的发生。应保持室内空气流通,温度、湿度适宜,同时保持家中的清洁卫生,以免油烟、粉尘及刺激性气体刺激呼吸道而诱发支气管炎的发作。在接触有害气体或物质时,应做好相应的防护措施。

(3) 生活起居适宜。适当休息,避免劳累,保证充足的睡眠。保持积极乐观的情绪,营造良好的家庭环境。食物以清淡、易消化为主,忌辛辣荤腥。少喝浓茶,不宜食用刺激性的食物及含有刺激呼吸道化学成分的饮品。

## 慢性支气管炎患者如何预防感冒

临床上,慢性支气管炎因反复感冒引起的占 60%～90%,同时感冒还可以引起慢性支气管炎的急性发作。中医学理论认为感冒是由于六淫(风、寒、暑、湿、燥、火)、时行病毒入侵。首先侵袭口鼻、皮毛,继而肺脏受邪,气管、支气管黏膜分泌增加,以致出现咳嗽、痰多,若不及时宣透解表,咳嗽迁延不愈,便逐渐形成慢性支气管炎。西医理论认为,感冒可以使支气管上皮细胞的纤毛运动减弱,进而影响呼吸系统的防御功能。预防感冒对慢性支气管炎的患者来说极其重要。慢性支气管炎的患者可以从以下几个方面预防感冒。

（1）积极戒烟。吸烟有害健康，烟雾可以直接刺激呼吸道黏膜，从而加重炎症反应。烟雾会减缓气管、支气管黏膜上皮细胞纤毛的蠕动速度，还会降低吞噬细胞的吞噬细菌、病毒的能力，上述因素都易于使病毒、细菌侵入引起感冒。

（2）坚持运动锻炼。根据个人的兴趣爱好、体质健康状况选择适合自己的运动。如太极拳、八段锦、慢跑、体操等，还可以进行呼吸功能的锻炼。通过锻炼增强体质，改善呼吸功能，预防和减少感冒的发生。

（3）进行自我按摩。慢性支气管炎患者可采用自我按摩的方法预防感冒。方法是两手示（食）指先在两侧鼻翼上下摩擦50次，然后按揉面部迎香穴（在鼻翼外缘中点旁开，鼻唇沟中取穴），至局部轻微红热为度。这种按摩方法可以加快鼻部血液循环，对预防感冒和感冒初期的治疗都有较好的作用。

（4）注意个人卫生。经常洗手，勤剪指甲，不随地吐痰，不用脏手触摸眼、鼻。养成定时开窗通气的习惯，保证室内空气流通和清洁。用空气消毒法预防感冒，方法如下：用食醋按 2～10 ml/m² 的比例，加水 1～2 倍烧开熏蒸 1 小时左右，使食醋蒸发充满室内。每日 1 次，可连续数日。如果室内空气还不理想，可以应用空气净化机，以过滤净化室内空气。在感冒流行季节，尽量减少集体娱乐活动或到公共场所。

（5）起居规律，心情愉快。保持规律化的生活起居和愉快的心情是提高机体免疫功能的有效方法。注意劳逸结合，避免过度劳累，按时休息，保证充足的睡眠，睡前用热水洗脚 15 分钟左右，并可按摩涌泉穴。保持心情愉快，多参加有益身心的娱乐

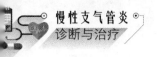
活动。

(6) 合理营养。注意饮食调理,食用富含蛋白质、维生素且易于消化吸收的食物,也可在医生的指导下用药膳进行调理。

(7) 应用一些预防感冒的中草药如菊花、金银花,或注射流感疫苗以预防感冒发生。身体素质较好者,可坚持冷水洗脸和冷水擦浴。最好从夏季开始,长期坚持,通过冷水洗浴,刺激血管舒缩,加速血液循环,增强机体抵御寒冷的能力。

## 入秋后应如何预防慢性支气管炎

秋季的气候特点为乍寒还暖,慢性支气管炎的患者往往容易忽视防治,导致冬季寒冷季节慢性支气管炎反复发作甚至加重。入秋后气候逐渐转为寒冷,昼夜温差大,室内外冷热变化剧烈,而呼吸系统对寒冷的刺激较为敏感,寒冷导致血管收缩,使吸入的冷空气不能及时加热,呼吸道黏膜受到寒冷空气的刺激,从而诱发慢性支气管炎急性发作。入秋后,要提早预防慢性支气管炎,防止疾病的复发或加重。

利用每天收听到的天气预报,提前采取预防措施。冷空气来时,应及早添衣、加强保暖、避免受凉;在日平均气温降至10 ℃以下时,出门宜戴帽子;大风天外出时,最好戴上帽子、口罩、围巾,以免吸入粉尘、冷空气等。

一年四季坚持适当的体育锻炼,秋冬时更应加强体育锻炼,以提高机体对寒冷的适应能力。可根据自己的兴趣爱好,选择

1～2项,如八段锦、慢跑、散步、太极拳等。

注意室内环境卫生,中午气温高时适当开窗通风。吸烟者要及早戒烟。进出公共场所或特殊环境时,注意戴好口罩,防止吸入有害气体、烟尘等。

日常饮食宜清淡而富含营养,多吃新鲜蔬菜和水果。豆浆和豆制品等优质蛋白既能补充慢性支气管炎对机体造成的营养损耗,且无生痰生火之弊,故可常吃。

积极防治上呼吸道感染,特别是感冒。如已有咽喉疼痛、咳嗽、咳痰等咽喉炎及气管炎的症状,应在医生指导下早期选用抗菌、抗病毒药物,以防疾病进一步严重发展。上呼吸道感染若不及时治疗,极有可能转为下呼吸道感染。

如果每年定期(秋季)发生呼吸道感染、支气管炎加重等,可以提前1～2周进行中药汤药的服食调理,以避免感染发生。也可以提前1～2月开始进行增强机体免疫力的药物如卡介菌多糖核酸(斯奇康)、转移因子等的注射,等到疾病高发时节,已经完成治疗疗程,此时机体正处于最佳免疫状态,可以增强机体抵御疾病的能力。

## 寒冬时慢性支气管炎为何易复发

冷空气使呼吸道局部温度降低,黏膜毛细血管收缩,局部血液减少;寒冷又可直接导致黏膜上皮的纤毛运动减慢,使气管抵抗进入呼吸道的细菌的功能减弱,外界的或寄生于呼吸道中的

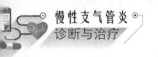
病毒和细菌就会乘机大量繁殖,导致支气管炎的急性发作。寒冷还可以使黏膜腺体分泌物增加,吸入气体湿化不足,痰液黏稠,呼吸道不畅,也是慢性支气管炎的诱发因素。所以,在寒冷的冬季,慢性支气管炎病情最易复发。

喘息型慢性支气管炎的发病与过敏关系密切。如对尘螨、真菌、粉尘、寄生虫、花粉及化学气体过敏,便可使呼吸道黏膜水肿、充血和支气管痉挛而发生咳嗽和喘息。冬季寒风凛冽,叶落草枯,空气中的致敏物质增加,防范不足容易导致慢性支气管炎的复发。

慢性支气管炎的患者多见于 50 岁以上的老年人,这与老年人呼吸道局部防御及免疫功能低下有一定的关系。冬季气候寒冷,使老年人抵抗能力更薄弱。肾上腺皮质激素与性激素分泌减少,使呼吸道黏膜萎缩,肺组织储备能力降低,肺组织弹性减退。这些均是容易引起慢性支气管炎反复发作的原因。

冬季在中医学而言,正处于“冬藏”阶段,机体阳气内收,生理活动处于低潮期,此时如果外邪侵袭,就容易进入人体而导致外感发生。

针对以上原因,寒冬季节我们应该注意以下事项。

(1)保暖。冬季经常有冷空气活动,当有冷风过境时,要及时增加衣物。当气温回升时,也要适时减少衣物,以保持一定的抗寒能力。可采取一些保暖措施,使得冬季室内温度保持在20 ℃左右,室温不宜过高,以免因室内外温差过大而引起感冒。此外还可以多吃一些高热量食品(如鱼、蛋、禽、瘦肉等)。在寒冷的冬季外出时应先做一些局部的热身,并佩戴口罩和围巾。

(2) 增强锻炼。从秋天就开始一些"耐寒锻炼"，如清晨到户外去呼吸新鲜空气，用冷水洗脸、擦浴等。冬季可以选择一些适合自己的体育锻炼方式，老年人可选择体操、太极拳、散步和慢跑等。

(3) 杜绝烟酒。吸烟可使支气管上皮受损，自净和排痰等功能减弱，容易刺激呼吸道导致剧烈咳嗽，对慢性支气管炎的治疗和恢复极为不利。少量饮酒，具有活血化瘀、舒筋活络的作用，但是大量、长时间饮酒不仅影响肝脏功能，对咽喉、气管、支气管也有不利的影响。因此，慢性支气管炎的患者要杜绝烟酒。

(4) 饮食调理。宜选择清淡、易消化、富有营养的食物。多吃新鲜蔬菜和水果，忌食虾、蟹、鱼等易引起过敏的食品。尽量少吃地瓜、马铃薯(土豆)、韭菜及未加工的黄豆等，这些食品易产气，引起腹胀、膈肌提高，肺活量受限，不利于气管炎等呼吸道疾病的康复。

(5) 及时就医。采取各种措施预防感冒，慢性支气管炎的患者一旦感冒要积极治疗，防止感冒引起慢性支气管炎急性发作。慢性支气管炎急性发作者要尽早去医院诊治，配合医生积极治疗。

(6) 中药调理。可以提前进行中药汤药预防调理，或者膏方进补，以增强机体抵抗疾病的能力。甚至可以在夏天"三伏"之际，进行"冬病夏治"，去除体内"宿根"，减少冬季时的发作。在冬季易于发作时，也可以进行"冬病冬治"，控制症状，减少复发。

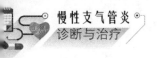

## 预防慢性支气管炎的药膳有哪些

(1) 葛根绿豆汤:葛根 15 g,绿豆 30 g。洗净,加水同煮。具有清热解毒的功效,用于治疗或预防风热感冒。

(2) 姜汁牛肺糯米饭:牛肺 200 g,生姜汁 15 ml,糯米适量。牛肺切片,加糯米,用文火焖熟,起锅时加生姜汁即成。食之有祛痰、补肺、暖胃的作用,对老人寒咳日久、痰多清稀者有效。

(3) 冰糖蒸柿饼:柿饼 3 个,冰糖少量,放入锅中,隔水蒸至柿饼绵软后食用。有润肺、消痰、止血的作用,可辅助治疗慢性支气管炎。

(4) 莲子百合煲瘦肉:莲子 30 g,百合 30 g,猪瘦肉 200 g。加适量水,煲一个半小时后食用。适用于干咳烦躁、口干、失眠多梦、肺燥阴虚型慢性支气管炎者。

(5) 人参蛤蚧粥:蛤蚧粉 2 g,人参粉 3 g,糯米 100 g。先将糯米煮成稀粥,待粥热时加入蛤蚧、人参粉搅匀,趁热服。有益肺肾、补元气、平虚喘之功效。适用于肺肾两亏型老年性慢性支气管炎患者服用。

(6) 贝母梨汁:贝母 3 g,梨 1 个,蜂蜜 20 g。放入碗中蒸一小时,食梨喝汤。用于肺燥型慢性支气管炎患者。

(7) 首乌灵芝党参煎:何首乌 15 g,灵芝 10 g,党参 10 g,川贝母 5 g,大枣 7 枚。水煎,早晚 2 次服,用于气阴两虚型咳嗽。

(8) 冬虫夏草白果煎:冬虫夏草 5 g,蛤蚧 1 只,白果 5 g,五味子 5 g。水煎,早、中、晚 3 次服用。用于治疗气管炎兼有喘息者。

(9) 百合四味饮:百合 10 g,北沙参 10 g,知母 5 g,川贝母 5 g。水煎,早晚 2 次服用,用于治疗肺燥阴虚型咳嗽。

(10) 杏仁芝麻羹:炒杏仁、炒芝麻等量捣烂,每次 6 g,每日 2 次,开水冲调服用,可以止咳、润肺、通便,对老年人较为适用。

(11) 燕窝粥:燕窝 10 g,粳米 100 g,冰糖 50 g。将燕窝放温水中浸软,去污物,放开水,碗中再发,入粳米,加 3 碗水,武火烧沸,改文火慢熬约 1 小时,待冰糖熔化后即可服食。可治肺虚久咳。

(12) 萝卜杏仁煮牛肺:萝卜 500 g,苦杏仁 15 g,牛肺(或猪肺)250 g,姜汁、料酒各适量。萝卜切块,苦杏仁去皮、尖。牛肺用沸水余过,再以姜汁、料酒武火炒透。砂锅内加水适量,放入牛肺、萝卜、苦杏仁,煮熟即成。吃牛肺,饮汤。每周 2~3 次。功效为补肺、清肺、降气、除痰。适用于肺虚体弱、慢性支气管炎等证。尤宜冬、春季节选用。

(13) 杏仁核桃:姜 9~12 g,苦杏仁 15 g,核桃肉 30 g,冰糖适量。先将上 3 味食材捣烂,再加入冰糖,放入锅内炖熟。每日 1 次,可连服 2 周。功效为散寒化瘀、补肾纳气。适用于慢性支气管炎属寒证者。

(14) 姜片粥:生姜 10 片,葱白 30 g,粳米 100 g。加水适量同煮成粥。有解表散寒、和胃止呕的作用。用于预防和治疗风寒感冒。

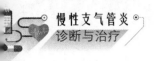

## 抗生素能不能预防慢性支气管炎

　　慢性支气管炎是一种以长期、反复而且逐渐加重的咳嗽、咳痰或伴有喘息，反复感染加重上述症状为特征的慢性呼吸道疾病。慢性支气管炎进展到后期，可以出现气管黏膜上皮化生，杯状细胞增加，黏膜腺体增生、肥大、分泌增多，支气管壁纤维组织增生，管腔狭窄等表现。到目前为止，还没有哪一种药物能预防慢性支气管炎的发生，包括抗生素。

　　抗生素是指由细菌、真菌、放线菌等微生物经培养而得到的，在一定浓度下对病原菌有抑制或杀灭作用的物质。现在临床上用的抗生素也可以通过化学的方法半合成或全合成。慢性支气管炎急性发作期及慢性迁延期存在感染的，应用抗生素治疗对延缓疾病进展及改善预后都有益处。但需要注意抗生素并不能预防慢性支气管炎。

　　当慢性支气管炎的患者出现痰液转为黄色或铜绿色，或有体温升高、血常规白细胞或中性粒细胞百分比升高时，说明有细菌感染，就要使用抗生素。抗生素的使用还要注意以下几点。

　　（1）抗生素的使用并非越高级越好，在感染初期可以先从低级的敏感抗生素开始使用。

　　（2）抗生素一般使用至体温恢复正常，症状消失后3～4天。

　　（3）掌握用药途径，一般轻、中度的感染可以口服抗生素，感染较重者，选择静脉给药。

# 耐寒锻炼为何对预防慢性支气管炎有益 ⊃➤

### 1. 寒冷与支气管炎发作的关系

冷空气使呼吸道局部温度降低,气管黏膜毛细血管收缩,局部血流减少;又可以使黏膜上皮的纤毛活动减慢,支气管黏膜腺分泌物增加,气管排出痰液、细菌、病毒等致病物质的能力减弱,导致支气管炎的发生和发展。

耐寒锻炼是指通过体育锻炼的方式,提高抵抗寒冷的能力,从而达到强身健体的目的。耐寒锻炼最好选择清晨在户外进行。运动方式可选择一些有助于抗寒的有氧运动项目,如慢跑、户外散步、太极拳、跳舞等。锻炼中衣着宜单薄,让身体有微冷感,这样可有效提高身体御寒能力。锻炼者还可根据自身健康状况选择其他耐寒锻炼项目,如用冷水洗脸、洗脚、浴鼻,体质强壮者可在此基础上逐渐过渡到冷水擦身、冷水浴、冬泳等。

寒冷的天气是诱发慢性支气管炎的主要外部因素。对于慢性支气管炎患者来说,进行适当的体育锻炼,或进行冷水洗浴等,有助于提高机体的耐寒能力和抵抗能力。通过这种锻炼使得支气管黏膜对冷空气产生适应性,当冷空气来临时,就不会加重慢性支气管炎的病情。

### 2. 耐寒锻炼可以带来多方面的益处

耐寒锻炼可以提高机体抗病能力,研究证明长期进行冬泳的人,其免疫球蛋白 A、免疫球蛋白 M 都处于平均值的上限。由

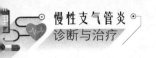
于抵抗力增加,这些人罹患感冒的次数减少,慢性支气管炎的患病率降低。在寒冷的环境里,吸入的冷空气要通过肺脏进行加温,因此可以反射性地提高肺脏功能,同时也能提高心血管系统功能:寒冷刺激下,皮肤血管收缩,大量血液进入内脏组织,使内脏器官血管扩张,还能扩张冠状动脉,从而改善心脏功能。进行耐寒锻炼还可以使骨骼肌产热量增加,使人体对寒冷刺激的抵抗力明显提高。

但需要注意的是,慢性支气管炎患者的耐寒锻炼要坚持循序渐进、持之以恒的原则。最好从秋季开始,让身体有适应的过程。过强的、突然的寒冷刺激对慢性支气管炎是极为不利的,坚持每天进行,不能半途而废。

## 慢性支气管炎缓解期怎样预防复发

慢性支气管炎的缓解期是指经治疗后临床缓解,症状基本消失或偶有轻微咳嗽、少量痰液,保持 2 个月以上者。患者在缓解期咳嗽、咳痰、喘息的症状不明显,但这并不代表慢性支气管炎患者的气管像正常人一样。这个时期其气管还是没有完全恢复,一旦有致病因素的作用,就容易导致复发。通过采取积极的预防措施,可以预防缓解期慢性支气管炎的复发。

(1)坚持体育锻炼:由于慢性支气管炎的病情有所缓解,患者可以进行一些体育锻炼活动,或者在原来锻炼的基础上,适当延长运动时间或增加运动强度。运动以患者本人稍觉乏力、不引起胸闷气喘为度,肺功能较差者可以进行间隔运动,即运动一段时间,休息一会,再运动,再休息,直至累计运动时间达到所需的运动时间。

（2）预防感冒:尽量减少进出人群密集的公共场所次数;流感季节做好防护措施,避免接触流感患者;注射流感疫苗或服用具有预防感冒作用的中草药或中成药。

（3）祛除余邪,扶正固本:慢性支气管炎经过积极的治疗,咳嗽、咳痰、喘息等症状消失,但是气管黏膜的修复需要更长的时间。因此,慢性支气管炎症状消失后,还需要应用药物治疗一段时间,一般为2～3周。药物主要以祛痰、促进黏膜修复为主。此外还可以中药调理,自汗、易感冒者,可服用玉屏风散;平时怕冷明显者,嚼点干姜;心烦、脾气急躁者,百合泡水服用;脾虚泄泻便溏者,可服用白术山药薏苡仁粥;腰酸、腿软、畏寒者,服用金匮肾气丸等;冬至后处于缓解期的慢性支气管炎患者,可以服用膏方进行综合调理。

## 预防慢性支气管炎的具体措施有哪些

（1）改善居住环境:居室要干净整洁,无烟尘污染,阳光要充足,定期开窗换气,保持空气新鲜。保持适宜的室内温度和湿度,温度控制在16 ℃～20 ℃之间,相对湿度在45%左右。

（2）避开大气污染:空气质量较差时,尽量减少外出。控制职业性或环境污染,以避免粉尘、烟雾及有害气体的吸入。

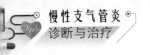

（3）注意个人卫生：避免用脏手接触眼、口、鼻等。不随地吐痰，排出的痰液要及时清理，做无害化处理。有慢性支气管炎的患者，定期用淡盐水洗漱喉咙及口腔。

（4）戒除不良嗜好：戒烟是防治慢性支气管炎的重要措施。杜绝酗酒，因为乙醇（酒精）能生湿积痰，刺激呼吸道，使病情加重。

（5）加强体育锻炼：可根据自身体质选择体操、太极拳、五禽戏、八段锦、慢跑、游泳等项目，坚持锻炼，能提高机体抗病能力。活动量以无明显气促胸闷与心动过速为度。

（6）保证作息规律：发热、咳喘严重时必须卧床休息，发热渐退、咳喘减轻时可下床轻微活动。平时保证充足的睡眠，避免过度劳累。

（7）注意饮食调摄：饮食宜清淡而富含营养，忌辛辣荤腥，多吃新鲜蔬菜和水果。豆浆和豆制品等优质蛋白质可以常吃。

（8）保持情绪乐观：经常保持稳定乐观的情绪，精神要愉快，避免紧张、焦虑、抑郁等不良情绪，树立战胜疾病的信心，积极配合治疗，促进疾病的康复。

（9）坚持定期检查：慢性支气管炎的患者出现咳嗽、咳痰、喘息加重时，特别是伴有发热者，要及时拍胸部 X 线片或胸部 CT，排除肺部感染。还要定期监测肺功能，及早发现是否有气流受限的情况，采取积极的治疗措施。

# 慢性支气管炎患者如何进行饮食调养

慢性支气管炎的初期,患者通常无营养不良,但随着慢性支气管炎的进展,长期的咳嗽、咳痰可造成患者营养不良。通过积极的饮食调养,既可以使慢性支气管炎患者免于营养不良,又可以减少因食物不当造成的疾病进展。

(1)少食油腻,多进清淡之食。中医学认为"脾为生痰之源,肺为贮痰之器"。长期过食油腻之品,脾胃的运化功能失常,导致水谷精微不能正常代谢,反而聚湿生痰。慢性支气管炎的患者应少吃或不吃脂肪含量较高的食物,如肥猪肉、鹅肉、乳酪等。适当多进食具有清淡化湿作用的食物,如冬瓜、萝卜、芹菜等。多吃新鲜蔬菜和水果,补充足够的维生素 A 和维生素 C。补充每日所需的蛋白质,可以进食瘦肉、牛奶、鸡蛋、豆制品等。

(2)增加水的摄入量。多饮水有利于痰液稀释,保持呼吸道通畅。每日饮水量不低于 2 000 ml。可以进食蔬果汁,蔬果汁中的维生素含量较高,因此,多喝蔬果汁既可以补充水分,又可以保证维生素的摄入,对于慢性支气管炎的患者来说是极为有利的。

(3)多食止咳化痰之品,少食生痰之物。中医学理论认为"药食同源",许多食物具有止咳化痰的功效,如白果可以化痰、银耳可以补肺止咳、百合可以润肺清心、生梨可以润肺化痰止咳、杏仁可以止咳化痰、橘皮可以理气化痰等。高糖、高脂、性温助热、鱼腥发物等可以生痰滞痰,不利于慢性支气管炎的恢复,

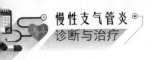

所以要尽量少吃或不吃。

(4) 制作食物的方法以清蒸、煨、炖为主,少用油炸、煎、爆法。采用清蒸、煨、炖法制作的食物原汁原味,不但营养物质不会被破坏、流失,而且吃起来清润爽口,不易生痰。如清蒸草鱼、银耳羹、莲子羹、炖排骨等都是老年慢性支气管炎患者可以选用的食物。而油炸、煎、爆方法制作的食物,则高脂高糖、油烟味浓、易生痰液,故慢性支气管炎患者应尽量减少食用这种方法制作的食物。

(5) 饮食有度,防止偏食。早、中、晚三餐是人类在长期的历史进程中形成的一种最适宜人体需要的饮食规律,过量或不足的饮食对身体都是不利的,也不利于慢性支气管炎患者的治疗和康复。三餐饮食的进食原则是早吃好、午吃饱、晚吃少,每餐进食以微饱为度。早吃好是指早餐要进食营养丰富的食物,如牛奶、鸡蛋等可以放在早上食用。午吃饱是指中午的进食既要保证营养丰富,又要达到所需食量。晚吃少是指晚餐的进食量要适当减少,特别是老年人,一般吃到七分饱。要合理搭配饮食,长期食用单一的食物不能满足机体的需要,严重者还可以引起身体某些必需物质的缺乏。

## 慢性支气管炎患者的饮食有哪些原则及要求

饮食治疗的目的是供给足够的热能、蛋白质及富含维生素的食物,避免刺激、生痰之品,以增强患者机体的免疫力,促进气管、支气管黏膜的修复和减少反复感染的机会。

### 1. 均衡饮食

体重正常的慢性支气管炎患者应给予平衡饮食,保证身体热量、蛋白质等营养物质的需要,以增加全身及呼吸道的抵抗能力。体重低于正常的患者,应进食高热能、高蛋白饮食,以利于气管、支气管黏膜的修复。食欲减退的患者,应采取少量多餐的进餐方式,每日最多可进餐 6 次。伴有代谢疾病、食欲亢进的患者,可以适当减少热量的摄入,多进食富含膳食纤维的蔬菜、水果等。进食以动物蛋白质和大豆蛋白质等优质蛋白为主。

### 2. 处在慢性支气管炎的不同时期,进食要有所侧重

急性发作期,特别是伴有发热者,应多饮水、多吃素食,以利于痰液的排出,减轻消化道的负担,利于营养物质的消化吸收。慢性迁延期"攻补兼施",菠菜、萝卜、银耳、白果、番茄(西红柿)等,既可以补充维生素和无机盐,又可以祛痰止咳,还可食用具有补益肺肾作用的食物,如枇杷、生梨、莲子、百合、柑橘、核桃等。临床缓解期,应根据患者不同体质选择合适的食物,均衡饮食,荤素搭配,可以适当多进食优质蛋白质,如猪瘦肉、动物肝脏、豆制品等。

### 3. 增加液体摄入量,适当限制奶制品的摄入

慢性支气管炎的患者每日饮水 2 000 ml 左右。伴有发热者,饮水量可适当增加,以利于痰液稀释,使痰液容易排出,有助于保持气管的清洁。奶制品是钙的主要来源,但奶制品易使痰液变稠,感染加重,应尽量减少或避免食用,可以通过增加户外活动或口服钙剂补充足够的钙。

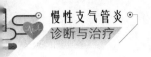
4. 补充足够的维生素

维生素 A 和维生素 C 有促进气管、支气管黏膜修复的作用,可以增加机体的免疫力,减轻呼吸道感染症状。每日所需维生素 A 5 000 IU,维生素 C 100 mg。可多食用新鲜蔬菜、水果。消化功能正常的人通过饮食一般就可以满足机体的需要;不能满足需要的患者可以通过口服维生素 A 和维生素 C 进行补充。

5. 根据体质选择合适的食物

平时怕冷喜热、体质属寒者,可以食用生姜、芥菜、荔枝、大枣等热性食物;喜寒怕热者,可以食用白菜、萝卜、芹菜、豆腐等寒性食物;体质虚弱者,可以食用百合、核桃仁、鲫鱼、山药、猪肺、党参等具有补益作用的药食。

6. 注意饮食禁忌

(1) 忌生冷食物:生冷食物包括生冷的水果、凉拌菜、雪糕、冰镇饮料等。生冷食物有碍脾胃,若脾胃对水湿的运化失常,聚湿生痰,不利于慢性支气管炎的治疗和恢复。生冷水果可以沸水略微浸泡或者微波炉稍事加温后,再行食用。中药也需要热透以后,再行进服。

(2) 忌膏粱厚味之品:中医"忌膏粱厚味"之品是指忌油腻或味道浓厚的食物,包括:油炸(煎)食品,高脂肪油腻食品,过甜食品如巧克力,瓜子、花生等炒货及酒类等。多食可以损伤脾胃,助湿生痰,还容易化生积热,发生痰热和疮疡等病症。

(3) 忌鱼腥发物:鱼腥主要包括各种河、海食品,包括鱼类、虾蟹、海藻、水藻、贝类。发物主要包括笋类、菌菇类、羊肉等。鱼腥发物除有助湿生痰的不良影响外,有些还可以引起过敏反应,导致咳嗽加剧,对慢性支气管炎特别是喘息型慢性支气管炎是尤为不利的。

（4）忌食咸食：太咸的食物可以引起体内水钠潴留,加重气管黏膜的水肿、充血,加重慢性支气管炎的病情。尽量减少食用咸鱼、咸菜、腌制品等食品。

（5）忌食辛辣刺激食物：辛香温燥之品,易于化燥生火,增加痰液的黏滞度,不利于痰液的排出,故花椒、胡椒、辣椒、咖喱、芥末、大葱、辣蒜等,患者不宜食用。

（6）不宜食产气多的食物：如地瓜、马铃薯(土豆)、未加工的黄豆等,这些食物进入人体后,在消化的过程中会产生大量的气体,导致胃肠胀气,横膈抬高,肺的活动受限,不利于慢性支气管炎的康复。

# 何谓发物

所谓发物,是指特别容易诱发某些疾病(尤其是旧病宿疾)或加重已发疾病的食物。发物禁忌在饮食养生和饮食治疗中都具有重要意义。在通常情况下,发物也是食物,适量食用对大多数人不会引起不良反应或不适,只是对某些特殊体质以及与其相关的某些疾病才会诱使发病。

发物的范围很广,在我们的日常生活中,属于发物的食物按其来源可分为以下几类。

（1）食用菌类(菌菇类)：主要有蘑菇、香菇等,过食这类食物易致动风生阳,触发肝阳头痛、肝风眩晕等宿疾。此外,还易诱发或加重皮肤疮疡肿毒。菌菇类还会导致尿酸升高,引发痛风。

(2)鱼腥类:主要有带鱼、黄鱼、鲳鱼、蚌肉、虾、螃蟹等水产品,也包括贝类、水藻类。这类食品大多咸寒而腥,对于体质过敏者,易诱发过敏性疾病发作,如哮喘、荨麻疹,同时,也易催发疮疡肿毒等皮肤疾病。

(3)蔬菜类:主要有竹笋、芥菜、南瓜、菠菜等,这类食物易诱发皮肤疮疡肿毒,有的也会引发咳嗽气喘、头晕目眩等病症。

(4)果品类:主要有桃子、杏子等。前人曾指出,多食桃易生热,发痈、疮、疽、疖、虫疳诸患;多食杏生痈疖、伤筋骨。

(5)禽畜类:主要有公鸡、鸡头、猪头肉、鹅肉、鸡翅、鸡爪等,这类食物主动而性升浮,食之易动风升阳,触发肝阳头痛、肝风脑晕等宿疾,还易诱发或加重皮肤疮疡肿毒。鸡蛋虽不属发物,但也不宜多吃,一般1天不宜超过2个,尤其是肝炎、过敏、高血脂、高热、肾病、腹泻患者,更不宜多吃。原因是鸡蛋内含大量蛋白质,但它们属于异体蛋白质,有相当一部分人吃了异体蛋白质后会出现变态反应。

此外,属于发物的还有腐乳、酒酿及葱、蒜、韭菜等。现代临床研究还证实,忌食发物对于外科手术后减少创口感染和促进创口愈合也具有重要意义。

发物虽能诱发或加重某些疾病,但另一方面由于发物具有的催发或诱发作用,食疗上还用于治疗某些疾病,如麻疹初期、疹透不畅,使用蘑菇、竹笋等发物,可起到助其透发、缩短病程的作用。又如多食海腥发物以催发牛痘等,都是利用了发物具有的透发作用。

按照发物的性能分为六大类：

(1) 为发热之物，如薤、姜、花椒、胡椒、羊肉等。

(2) 为发风之物，如虾、蟹、鹅、鸡蛋、椿芽、南瓜等。

(3) 为发湿热之物，如饴糖、糯米、猪肉、酒等。

(4) 为发冷积之物，如西瓜、梨、柿、虾、蟹等。

(5) 为发动血之物，如辣椒、胡椒等。

(6) 为发滞气之物，如羊肉、莲子、芡实等。

# 慢性支气管炎患者如何选择食物

慢性支气管炎是中老年人的常见病，正确地选择适合慢性支气管炎患者的饮食，是改善症状和提高疗效的重要途径。

(1) 饮食宜清淡：新鲜蔬菜、瓜果，如白菜、荠菜、油菜、白萝卜、胡萝卜、黄瓜、冬瓜、生梨、莲子、苹果、番茄(西红柿)等，不仅能补充维生素和无机盐，而且有祛痰、止咳作用。减少食用油脂食物，如动物内脏、鸭肉、鹅肉、肥猪肉等。

(2) 补充足够的蛋白质：保证充足的蛋白质摄入对防治慢性支气管炎的作用很大。黄豆及其制品有人体所需的优质蛋白质，可补充慢性支气管炎给机体组织蛋白造成的损耗，如黄豆芽、绿豆芽、豆腐、豆浆等。热能以米、面、杂粮为主，按平时进食量供给。

(3) 忌食油腻发物：海鱼、虾、蟹、海带紫菜、猪肥肉、牛奶

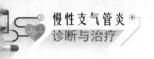

等,可以助湿生痰,有些可以引起过敏反应,不利于慢性支气管炎的防治。

(4)避免刺激食品:具有刺激性的食物很多,如辣椒、大葱、大蒜、胡椒、芥末等,对呼吸道有不良刺激作用,患者应避开不用,调味不宜过咸、过酸、过辣,冷热要适度。

(5)戒烟限酒:烟的尘雾能破坏气管和肺的生理功能与防御能力,慢性支气管炎患者不能吸烟。酒类助火生痰,还可以引起支气管扩张,慢性支气管炎患者应减少饮酒。

## 慢性支气管炎患者的饮食宜忌是什么

慢性支气管炎患者宜食用的食物:猪瘦肉、乌骨鸡肉、鸽子肉、鸡蛋、鹌鹑蛋、鲫鱼、黑鱼、猪肺、芝麻、花生、核桃、大枣、蜂蜜、百合、莲子、橘子、橙子、枇杷、石榴、苹果、生梨、白果、无花果、山楂、苦瓜、香瓜、青菜、冬瓜、萝卜、西葫芦、油菜、白菜、菠菜、卷心菜、芹菜、山药、藕、荠菜、绿豆、黄豆制品、豌豆、四季豆、平菇、蘑菇、香菇、大米、小米、薏苡仁、五谷杂粮等。

(1)橘饼:《食物宜忌》云:"橘饼味甘性温"。《随息居饮食谱》亦认为:"甘辛而温。"并说它能"和中开膈,温肺散寒,治嗽化痰"。可用橘饼1个,切薄片,放碗内用沸水冲泡,趁热喝汤吃饼。

(2)胡桃仁:性温,味甘,能补肺气而治久咳。《本草纲目》中记载,"洪迈云:迈有痰嗽之疾,以胡桃肉三颗、生姜三片,卧时嚼服,即饮汤两三呷,又再嚼胡桃、生姜如前数,即静卧,及旦而痰消咳止"。

(3)金橘:性温,味辛、甘,能理气、化痰、止咳,适宜慢性支气管炎咳嗽多痰者食用。或煎汤,或泡茶,亦可糖腌压作金橘饼食用。

(4)百合:能补肺气、止咳嗽,适宜慢性支气管炎久咳伤肺、咳嗽不止者食用。可用百合干与中药款冬花等量,研为细粉,炼熟和为丸,如龙眼核大小,每日2～3次,每次嚼食1丸,然后用生姜茶咽下,含化亦可。

不易食用或少吃的食物:猪肥肉、羊肉、鹅肉、鸭肉、蚬肉、蚌肉、螃蟹、蛤蜊、螺蛳、带鱼、海带、紫菜、桂圆、荔枝、菠萝、香蕉、马铃薯(土豆)、地瓜、木瓜、韭菜、酱菜、柿子、大蒜、辣椒、胡椒、咖啡、雪糕、烟酒、浓茶等。

(1)蚌肉:性大凉,味甘、咸,慢性支气管炎咳痰色白多沫者,多为寒痰伏肺,寒性食品均当忌之。正如《本草衍义》所言:"多食发风,动冷气"。

(2)蚬肉:性寒之物。《本草拾遗》中指出:多食发嗽及冷气。老年慢性支气管炎属寒饮咳喘者忌食。

(3)螃蟹:性大寒,热病可食,寒证当忌。清朝食医王孟英曾告诫:"中气虚寒,时感未清,痰嗽便泻者,均忌"。老年慢性支气管炎的患者,多属寒痰为患,故当忌食。

(4)蛤蜊:性寒,味咸,大凉之物。《医林纂要》中说它"功同蚌蚬"。不仅脾胃虚寒之人不宜多服,寒痰咳喘的慢性支气管炎患者也当忌之。

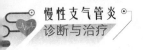

(5)螺蛳:性寒,味甘,有清热作用。《本草汇言》中说:"此物体性大寒,善解一切热癉,因风因燥因火者,服用见效甚速"。慢性支气管炎咳嗽痰多色白者,均为寒痰为患,故当忌之。

(6)柿子:性寒,其味甘、涩。《本草经疏》中告诫:"肺经无火,因客风寒作嗽者忌之"。《随息居饮食谱》亦云:"凡中气虚寒,痰湿内盛,外感风寒……皆忌之"。寒痰伏肺的慢性支气管炎久咳不愈者,切忌食用。

(7)香蕉:性凉,味甘。明朝李时珍认为其性"大寒"。老年慢性气管炎患者,多属寒痰犯肺或是寒饮伏肺,久咳难愈、反复发作、痰色白黏或多白沫,切不可多食。

## 慢性支气管炎患者的食疗中药有哪些

(1)杏仁:有苦杏仁(北杏仁)和甜杏仁(南杏仁)之分。区别主要在于所含苦杏仁苷及含油量的不同,苦杏仁有小毒,甜杏仁无毒,两者都有降气、止咳、平喘、化痰的作用。清朝医家黄宫绣说:"杏仁既有发散风寒之能,复有下气除喘之力,凡肺经感受风寒,无不可以调治"。用于气管炎咳嗽气喘胸闷痰多者。

(2)生梨:味甘微酸、性凉,归肺、胃经。具有生津、润燥、清热、化痰、解酒的作用。用于热病伤阴或阴虚所致的干咳、少痰、口渴、便秘等症,也用于慢性支气管炎肺阴虚、肺热者。

(3)百合:味甘微苦、性平,归心、肺经。具有镇咳祛痰、滋阴润肺的作用。《上海常用中草药》曰:"治肺热咳嗽,干咳久咳,热病后虚热,烦躁不安"。用于肺燥或阴虚之咳嗽、咯血,常配合川贝母一起食用。

(4)白萝卜:有除痰、止咳、润肺的作用。慢性支气管炎咳嗽咳痰者,最好切碎蜜煎,细细嚼咽;咽喉炎、扁桃体炎、声音嘶哑、失音者,可以捣汁与姜汁同服;鼻衄者,可以生捣汁和酒少许热服,也可以捣汁滴鼻;咯血者,与猪肉、鲫鱼同煮熟食;预防感冒,可煮食。

(5)核桃仁:补益肺肾、润肠通便。核桃可生食、熟食,或作药膳粥、煎汤等。治疗慢性支气管炎,可以将核桃仁 25 g 捣烂加糖服,长期服用,效果显著。但有痰火积热或阴虚火旺者忌食。

(6)蜂蜜:有润肺止咳、促进消化、提高免疫力的作用。用于慢性支气管炎伴有便秘者效果较佳。

(7)白果:温肺益气、止咳平喘、缩尿止带。用于慢性支气管炎肺肾两虚伴有夜尿频多者。白果不宜多吃,尤其是不可生食过多。

(8)生姜:发汗解表、温中止呕、温肺止咳、解鱼蟹毒、解药毒。生姜煎汤,加红糖趁热服用,可以治疗感冒轻症。慢性支气管炎寒痰咳嗽者可以食用,阴虚、内有实热或患痔疮者少食或不食。


## 慢性支气管炎患者的药膳方有哪些

(1)百合核桃粥:取百合 50 g,核桃肉 15 g,大红枣 10 枚(去

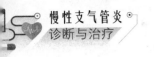

核),粳米 50 g,共煮粥食。适用于老年慢性支气管炎肾亏咳嗽气喘者。

(2) 燕窝白及羹:燕窝、白及各 18 g,慢火炖烂,过滤去渣,加冰糖适量,再炖至溶,早晚各 1 次,具有补肺纳气、止咳化痰、止血的作用,适用于慢性支气管炎伴有痰中带血者。

(3) 紫河车汤:鲜紫河车(胎盘)1 个洗净切片,用香油微炒,加生姜 5 片、食盐少许,加水适量,共炖汤服。适用于老年慢性支气管炎肺肾两虚、经常易感冒伴咳喘痰多者。

(4) 核桃人参饮:核桃仁 20 g,人参 6 g,生姜 3 片,冰糖少许。将核桃肉、人参、生姜加水适量一同煎煮,取汁 200 ml,加冰糖调味即可。有补肾纳气、止咳化痰的作用。适用于慢性支气管炎伴有气喘者。

(5) 莱菔子粥:莱菔子末 10 g,粳米 100 g,加水适量同煮粥,早晚温热食之,连食 3 日。有行气消食、化痰平喘的作用,适用于慢性支气管炎伴有食欲欠佳者。

(6) 桂苓陈皮粥:桂枝 6 g,茯苓 30 g,陈皮 9 g,粳米 100 g。将桂枝、茯苓、陈皮同煎 45 分钟,去渣取汁,加入粳米同煮粥。有温补肺脾、理气化痰的作用。适用于慢性支气管炎肺脾两虚者。

(7) 润肺银耳汤:水发银耳 400 g,荸荠 100 g,甜杏仁 10 g,桂圆肉 30 g,姜、葱、精盐、白糖、植物油、玫瑰露酒、味精各适量。先将荸荠削皮、洗净、切碎放入砂锅中,加水煮 2 小时取汁,再将银耳、杏仁、桂圆肉放入锅中同煮,30 分钟后起锅,喝汤食桂圆肉。适用于慢性支气管炎干咳者。

(8) 柚子百合:柚子 500 g(去皮留肉),百合 60 g,白糖适量,

190

加水 300 ml,煮 1 小时,每日服 1 次,每次大约 100 ml。清肺、补脾、化痰,适用于慢支气管炎痰液较多者。

(9) 杏仁芝麻羹:炒杏仁、炒芝麻各等量捣烂。每次 6 g,每日 2 次,沸水冲调服用。可以止咳、润肺、通便,适用于慢性支气管炎阴虚便秘者。

(10) 沙参心肺汤:南、北沙参各 15 g,猪心 250 g,猪肺 500 g。南、北沙参洗净后用纱布包扎,猪心、猪肺洗净后与沙参同入锅中,加葱、生姜少许,加水适量同煮,煮熟后加盐适量食用。适用于慢性支气管炎干咳少痰者。

(11) 太子参麦冬粥:太子参 30 g,麦冬 20 g,粳米 100 g。将太子参、麦冬水煎,去渣取汁,加入粳米同煮成粥,加入冰糖适量食用。用于慢性支气管炎伴有咽干口燥、少气乏力者,尤适用于小儿慢性支气管炎患者。

(12) 百合党参猪肺汤:百合 50 g,党参 30 g,猪肺 250 g。先将猪肺洗净,再放入百合、党参,加水适量,文火炖 1 小时,然后放食盐少许调味,饮汤食猪肺。适用于老年慢性支气管炎肺虚长期咳嗽不止者。

(13) 沙参玉竹煲老鸭:沙参、玉竹各 30 g,老鸭 500 g。沙参、玉竹洗净纳入纱袋中,老鸭去毛及内脏洗净,加适量水共煮 1 小时,调味后饮汤吃鸭,每 15 日 1 次。适用于慢性支气管炎肺肾阴虚型患者。

(14) 四仁鸡蛋羹:核桃仁、花生仁、砂仁各 6 g,甜杏仁 3 g,鸡蛋 1 枚。核桃仁、花生仁、砂仁、甜杏仁 4 味焙干共研为末,鸡蛋 1 枚与上诸末同入碗内搅匀,加适量清水蒸熟。每日 1 次,可

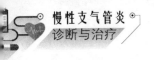

连食 1 周。适用于慢性支气管炎干咳少痰或无痰者。

## 慢性支气管炎患者的食疗方有哪些

慢性支气管炎的患者要注意蛋白质、维生素 A、维生素 C 的摄入。多食富含蛋白质的食物,如鱼类、禽类、奶类、豆类、蛋类;富含维生素 A、维生素 C 的食物,如动物肝脏,绿叶类蔬菜,新鲜水果如橘、橙、柑等;具有润肺祛痰作用的食物,如花生、蜂蜜、木耳、竹笋、萝卜、核桃、海带、雪梨、莲藕、丝瓜等。

(1) 萝卜蜜汁:白萝卜中心挖空一半,装进适量蜂蜜,放置 3 小时后取汁,用温开水冲服,每日 3 次,每次 1 汤匙;或用萝卜 250 g,冰糖、蜂蜜适量,再加少量水,煮汤温服。

(2) 柚子鸡:将柚子肉放入洗净的鸡腹内(约 1 000 g),然后将鸡放入搪瓷锅中,加入清水 1 500 ml 及适量葱、姜、黄酒、盐,再将搪瓷锅放入盛有水的锅内,隔水炖熟。有补益脾肾、止咳化痰的作用,每 15 日 1 次,佐食服用。

(3) 杏仁甘草粥:杏仁 10 g,甘草 5 g,粳米 50 g。杏仁、甘草同煎,去渣取汁,加入粳米同煮粥,每日 1 次,可连服 1 周。

(4) 糖醋大蒜汁:大蒜、食醋各 250 g,红糖适量。将大蒜去皮捣烂,浸泡在糖醋溶液中,1 周后取其汁服用,每次取 1 汤匙加水稀释后服用,每日 3 次。

(5) 萝卜炖豆腐:鲜萝卜块 100 g,豆腐 200 g,同炖至烂熟后加调味品食用,每周 2 次。

（6）南瓜红枣汤：南瓜 300 g，去皮切成小块，大红枣 10 枚，加红糖适量，加水 500 ml 煮汤服食，每日 1～2 次。

（7）雪梨百合汁：雪梨 1 个，百合 15 g。将雪梨切片，与百合同煮，待烂熟后喝汤。亦可在煎煮时加入适量冰糖调味，每日 1 次。

（8）当归杏仁猪肺：将猪肺 500 g 洗净切成片，另当归 30 g、杏仁 20 g、枸杞子 40 g、生姜 5 片、葱白 2 条用纱布包好一并放入锅中，加入足量清水，炖至猪肺稀烂，可以长期食用。

（9）胡萝卜、白萝卜汁：胡萝卜、白萝卜各 250 g 洗净切片，加麦芽糖 25 g，放置半天，取其汁液饮服，每日 2～3 次。

（10）冰糖橙子：鲜橙 1 个，连皮切成 4 瓣，加冰糖 15 g，隔水炖 30 分钟，连皮食之，早晚各 1 个。

（11）白糖拌海带：海带洗净切段，沸水反复冲洗，清水浸泡 30 分钟，加入适量白糖食用，每日 1 次，可连食 1 周。

（12）鲫鱼汤：鲜鲫鱼 1 条，砂仁 3～6 g。先将鲫鱼去鳞，洗净剖腹去内脏，放砂仁于鱼腹，用麻油微煎，放生姜 6 片、食盐少许、葱白 4 段及水适量煮汤服用。适用于慢性支气管炎咳痰清稀者。

## 慢性支气管炎患者的食疗粥有哪些

（1）枸杞百合粥：枸杞子 15 g，百合 30 g，大红枣 10 枚，粳米 100 g。枸杞子、百合水煎去渣取汁，加入大枣、粳米煮粥，加入适

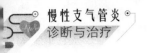

量红糖食用。适用于慢性支气管炎烦躁易怒、眼睛干涩者。

(2) 猪肺粥：猪肺 500 g，粳米 50 g，小米 50 g，薏苡仁 50 g。猪肺洗净切片，加水适量煮至七成熟，加入薏苡仁同煮 20 分钟，后加入粳米煮 20 分钟，最后加入小米，煮至小米熟，加少许盐调食。适用于慢性支气管炎肺脾两虚者。

(3) 山萸肉粥：山药 30 g，山萸肉 15 g，粳米 100 g。山药、山萸肉煎取浓汁，与粳米同煮粥，每日早晚各 1 次，有补肾益精之功效，适用于肾虚型慢性支气管炎患者。

(4) 百合核桃杏仁粥：百合 50 g，核桃仁 15 g，杏仁 10 g，粳米 100 g。共煮为粥，每日早晚各 1 次。适用于老年慢性支气管炎肺肾两虚者。

(5) 罗汉鸡肉粥：罗汉果 1 个，鸡肉 50 g，粳米 50 g。罗汉果切片，鸡肉切丁，粳米洗净。三者同煮成粥，加入少许盐、麻油调味，每日 1 次。适用于慢性支气管炎咳嗽气急、痰黄黏稠者。

(6) 苏子陈皮粥：蜜炙紫苏子 20 g，陈皮 10 g，大红枣 5 枚，粳米 50 g。加水同煮成粥，加红糖适量食用，每日 1 次，可长期食用。适用于慢性支气管炎咳痰较多者。

(7) 黄芪党参粥：黄芪 30 g，党参 15 g，粳米 100 g。黄芪、党参洗净，水煎去渣取汁，加入粳米同煮成粥，加白糖适量食用。适用于慢性支气管炎气血虚弱者。

(8) 百合麦冬粥：百合 15 g，麦冬 9 g，山药 30 g，粳米 50 g。百合、麦冬水煎去渣取汁，加入山药、粳米同煮成粥，加白糖或红糖食用，每日 1 次。适用于慢性支气管炎稳定期调理。

(9) 贝母粥：浙贝母、川贝母各 15 g，粳米 100 g。浙贝母、川贝母研成末,加粳米及清水适量同煮,每日1次,具有润肺养胃、化痰止咳的作用。

(10)贝母沙参粥:川贝母10g,南沙参15g,粳米100g。南沙参、粳米同煮,煮至七分熟时加入贝母(粉),煮熟即食,每日1次。适用于慢性支气管炎阴虚肺热者。

(11)人参杏仁粥:人参15g,杏仁15g,大红枣10枚,粳米100g。人参、杏仁、大红枣水煎去渣取汁,加粳米同煮成粥,每日1次。适用于慢性支气管炎咳痰清稀伴有气喘者。

(12)萝卜杏仁粥:白萝卜500g,杏仁9g,粳米50g,薏苡仁50g。白萝卜切丁,杏仁去皮、尖,粳米、薏苡仁洗净。以上4种加水适量同煮成粥,每日1次。适用于慢性支气管炎肺虚体弱者。

## 慢性支气管炎患者的保健茶有哪些

(1)款冬花茶:款冬花3g,紫菀3g,茶叶6g。沸水冲泡,代茶饮,每日1剂。可长期服用,具有止咳化痰的功效。

(2)佛手蜂蜜茶:佛手30g,水煎成汤,加入2汤勺蜂蜜,每日饮用。

(3)萝卜茶:萝卜切薄片晒干,加水适量,煮水代茶饮。

(4)罗布麻茶:取罗布麻叶10~15g,代茶饮用,每日1次。

(5)双花茶:金银花6g,菊花6g。沸水冲泡,代茶饮,每日1剂,1周为1个疗程。

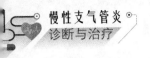

(6) 灵芝茶:取灵芝 20 g,连续煎服 3 日,对咳嗽、祛痰均有显著疗效,对气管平滑肌痉挛有缓解作用。

(7) 百部茶:百部 100 g,蜂蜜 500 g,清水 2 000 ml,先用清水煎百部至 1 000 ml,滤去渣,再加蜂蜜文火熬膏,饭后冲服,每次 1~2 汤匙,每日 3 次。对治疗慢性支气管炎久咳不愈者甚验。

(8) 蜜枣甘草饮:蜜枣 10 枚,生甘草 6 g。将蜜枣、生甘草加清水 600 ml,煎至 300 ml,去渣即成,分 2 次饮用。适用于慢性支气管炎咳嗽伴有咽干喉痛者。

(9) 橘红茶:橘红 10 g,茯苓 15 g,生姜 5 片,厚朴 6 g。水煎去渣取汁,代茶饮。适用于慢性支气管炎咳嗽痰多、胸闷、食欲不振者的辅助治疗。

(10) 胖大海枸杞子茶:胖大海 3 g,枸杞子 6 g。沸水冲泡,代茶饮,每日 1 剂。

(11) 橄榄萝卜饮:橄榄 300 g,白萝卜 500 g。煎汤代茶饮。能止咳化痰、健脾消食。适用于慢性支气管炎肝气郁滞者。

(12) 白果茶:白果 30 g,煮 30 分钟代茶饮,白果可分数次服用。能祛痰、止咳、平喘。适用于慢性支气管炎肾虚型患者。

(13) 生姜汁:生姜 500 g,红糖适量。生姜捣烂,加水及红糖同煎,取汁 500 ml,分 3 次服完。适用于慢性支气管炎阳虚型患者。

(14) 黄芩郁金茶:黄芩 10 g,郁金 9 g,水煎服,每日 1 剂,代茶饮。能清热润肺、行气解郁。适用于慢性支气管炎痰黄质黏者。

(15) 芦根茶:芦根 30 g,茶叶 3 g,蜜炙甘草 6 g。芦根、甘草同煎,去渣取汁,趁热加入茶叶,每日饮用数次。

(16) 青陈皮茶:青皮 6 g,陈皮 6 g,茶叶 3 g。沸水冲泡,代茶饮。能理气健脾、止咳化痰。适用于慢性支气管炎伴有胃脘腹胀者。

# 慢性支气管炎患者应怎样合理进补

慢性支气管炎根据症状可以归属于中医学"咳嗽""喘证""哮病"的范畴。按其临床表现可分为急性发作期、慢性迁延期和临床缓解期。急性发作期多系外邪诱发,不能过早滋补,当以攻邪为主,否则易于留邪或抑制机体正常祛痰能力,反使咳痰不畅;慢性迁延期和临床缓解期以补虚为主,辨明肺虚、脾虚、肾虚之不同,治疗当以扶正补虚为主,增强患者的抵抗力,延缓疾病的进展。

**1. 急性发作期**

急性发作期以攻邪为主,辨证绝治,一般可按以下 3 型进行攻邪。

(1) 风寒犯肺型

临床表现:咳嗽、咳痰、痰白而清稀,或气喘、胸闷、恶寒发热、鼻塞流涕、头痛、身体酸楚,舌苔薄白,脉浮。

治疗原则:祛风散寒、宣肺化痰。

用药:杏仁、前胡、陈皮、甘草、紫菀、生姜、茯苓、枳壳等;小青龙合剂,每次 10～20 ml,每日 3 次;正柴胡饮颗粒,每次 10 g

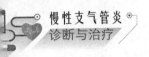
(含糖装)或每次 3 g(无糖装),每日 3 次。

(2) 风热犯肺型

临床表现:咳嗽、咳痰、痰黄或稠、发热微恶风、头痛,或口干咽痛、胸闷气促,舌苔薄黄或薄白,脉浮数。

治疗原则:祛风清热、宣肺化痰。

用药:薄荷、桑叶、牛蒡子、桔梗、芦根、生甘草、生石膏、黄芩、桑白皮、金荞麦等;蛇胆川贝散,每次 0.3~0.6 g,每日 2~3次;金荞麦片,每次 4~5 片,每日 3 次;贝羚胶囊,每次 2 粒,每日3 次。

(3) 痰热壅肺型

临床表现:喘咳气涌、胸中烦热、胸部胀痛、痰多色黄质黏稠,舌质红、苔黄厚,脉滑数。

治疗原则:清热解毒、润肺化痰。

用药:薄荷、黄芩、栝楼皮、浙贝母、知母、黄柏、鱼腥草、山栀等;清气化痰丸,每次 6 g,每日 3 次;复方龙星片,每次 4~5 片,每日 3 次。

**2. 慢性迁延期和临床缓解期**

慢性迁延期和临床缓解期以补虚为主,辨证施治,一般可按以下 2 型进行进补。

(1) 肺脾两虚型

临床表现:气短自汗,纳差便溏,每遇风寒则咳、痰、喘加重,舌苔薄白,脉细。

治疗原则:补肺健脾、燥湿化痰。

用药:白术、茯苓、燕窝、生梨、罗汉果、百合、黄精、麦冬、南北沙参、党参、黄芪、山药、莲子等;蛤蚧党参膏,每次 15 g,每日 2 次;芪枣冲剂,每次 15 g,每日 3 次;黄芪精口服液,每次 1 支,每日 2～3 次。偏于气虚者,可以服用玉屏风颗粒,每次 1 包,每日 3 次。

(2) 肺肾两虚型

临床表现:咳喘日久,动则愈甚,呼多吸少,痰稀色白,畏寒肢冷,苔白滑,脉沉细无力。

治疗原则:补养肺肾、益气滋阴。

用药:银耳、燕窝、冬虫夏草、桑葚、熟地黄、罗汉果、天冬、百合、山萸肉等;金水宝胶囊,每次 3～4 粒,每日 3 次;麦味地黄丸,每次 6 g,每日 2 次。偏于阴虚者,生脉饮,每次 10 ml,每日 3 次。偏于阳虚者,金匮肾气丸,蜜丸早晚各 1 丸或水丸每次 8 丸,每日 3 次;右归丸,蜜丸每次 1 丸,每日 2～3 次。

慢性支气管炎患者要以食补为主,药补为辅。坚持饮食调理,辅以中药调补,减少慢性支气管炎急性发作的次数,促进气管黏膜的修复。


# 慢性支气管炎患者如何进行自我保健


## 1. 预防感冒

感冒是慢性支气管炎复发的最常见原因。慢性支气管炎的患者应注意御寒保暖、防止受凉、避免劳累,减少去人群密集、空气不流通的场所的次数。根据天气变化及时添加衣服和被褥,

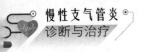

外出时戴帽子、口罩及围脖;还要注意室内的温度和湿度,适当通风,保持室内空气清新。已经感冒的患者要注意休息,多喝水,积极服用抗感冒的药物,促进其恢复。

2. 耐寒锻炼

慢性支气管炎患者对寒冷刺激尤为敏感,较其他人更容易受凉感冒而诱发病情急性发作。通过平时的耐寒锻炼,可帮助患者增加抵御寒冷的能力。形式可以多种多样,以达到耐寒锻炼为目的。如可以每天早、晚用冷水洗脸,洗脸后用手摩擦头和面部,每次 5～6 分钟,能增强上呼吸道的抗寒能力。

3. 合理运动

选择天气较为暖和、空气质量好的地方进行锻炼。锻炼的方式根据个人爱好和体能进行,可选择 1～2 种运动。如太极拳、慢跑、散步、游泳、体操等,锻炼的时长一般为 30 分钟左右,以不感到疲劳为度。锻炼时间,早上一般在太阳出来后 1 小时左右,下午在太阳落下之前 1 小时左右比较适宜。外出不便者,可在家中做运动,如呼吸操、扩胸运动、八段锦、健美操、深呼吸、腹式呼吸、缩唇呼吸等。通过合理的运动,增强体质,改善患者的肺功能。

4. 饮食调理

慢性支气管炎患者要注意进食充足的热量、蛋白质和维生素。注意荤素搭配,食物多样化,以使营养丰富、充足;饮食清淡,多食用新鲜蔬菜和水果,避免辛辣刺激和油腻饮食。适当多饮水,保证每天的饮水量在 1 500 ml 以上,有利于痰液的稀释。

### 5. 情绪乐观

要有平衡的心态,经常保持积极乐观的情绪,精神愉快,避免紧张、焦虑、抑郁等不良情绪的刺激。积极参加各种有益的娱乐活动。

### 6. 戒烟限酒

吸烟可以使呼吸道防御功能降低,净化能力减退,还可以使黏液细胞分泌增加,痰液生成增多。慢性支气管炎患者自己要戒烟,还要避免接触二手烟。过量饮酒可以降低机体的抵抗力和刺激呼吸道,对慢性支气管炎的预后不利。因此,慢性支气管炎患者不要吸烟、减少饮酒。

### 7. 促进排痰

注意及时排痰,保持呼吸道通畅,减少呼吸道反复感染的机会。适度咳嗽是一种保护性机制,自觉有痰但咳痰不爽时,可以通过深呼吸5~6次,然后稍稍憋气,再通过咳嗽排出痰液。使用祛痰药(溴己新、复方氯化铵)也可以帮助患者稀释痰液,促进排出。

### 8. 合理用药

急性发作期要及时治疗,合理应用抗生素;3期患者都可以通过中草药、中成药进行调理。体质较差易感冒者,还可以注射流感疫苗、胸腺素等,提高机体抵抗力,预防感冒。

## 慢性支气管炎患者衣食住行有哪些注意点

慢性支气管炎的预防是以二级预防为主,即病后的预防,目

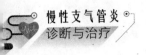

的在于减少呼吸道感染的反复发生,减轻咳嗽、咳痰、喘息的症状,延缓疾病进展,提高患者的生活质量。慢性支气管炎患者可以从衣、食、住、行等方面注意自我保健。

1. 衣

慢性支气管炎患者耐寒能力较其他人差,当遇到寒冷刺激时,易引起感冒或其他上呼吸道感染。感冒是引发慢性支气管炎急性发作的主要原因。慢性支气管炎的患者感冒后约有60%～80%可引起急性发作,故慢性支气管炎患者冬季在衣着方面更应根据天气变化及时增减,以预防感冒。常言道:"寒从足起",慢性支气管炎患者应特别注意足部的保暖。可以在晚上睡前用热水洗脚,促进脚部的血液循环。中医学有"头为诸阳之会"之说,头面部的保暖也很重要,冬季外出时要注意戴口罩、帽子、围巾等。

2. 食

(1) 补足维生素和蛋白质:新鲜蔬菜和水果中富含维生素A、维生素C,鸡蛋、鸡肉、瘦肉、牛奶、动物肝脏、鱼类、豆制品等富含蛋白质。

(2) 忌食海腥发物:喘息型慢性支气管炎多由过敏引起,虾皮、虾米、螃蟹、海鱼、霉变食品等,均可诱发支气管哮喘病的发作,故应避免食用。

(3) 忌油炸及辛辣刺激食物:油炸等油腻食品不易消化,易生内热,煎熬津液,可助湿生痰、阻塞呼吸道,导致咳嗽、气喘加重。避免食用刺激性食物,如辣椒、胡椒、八角、芥末等。

(4) 忌寒凉食物:慢性支气管炎患者,病程较长,大多脾、肺、肾的阳气不足,对寒凉食品反应较大。寒性凝滞,主收引,过食寒凉食品可使气管痉挛,不利于分泌物的排泄,从而加重咳喘。同时寒凉食品损伤脾胃阳气,脾胃受寒则运化失职,导致痰浊内生,阻塞气道,咳喘加剧。

(5)蜂蜜、山药、白果、核桃、梨、枇杷等对慢性支气管炎有一定的治疗作用。

### 3.住

(1)慢性支气管炎患者居住的房间室温应相对稳定。一般以 18 ℃~20 ℃为宜,冬季应该有取暖设施。用煤炉取暖时,切忌把室温搞得时高时低,使患者受凉感冒,加重病情。由于冬季空气干燥,房间内温度又高,会引起患者呼吸道黏膜干燥、咽喉痛等,使得痰液更加黏稠,不易咳出。应适当增加房间内的湿度,如使用空气加湿器,或将水放在铝质饭盒等易导热的容器内,置于暖气上,用煤炉取暖的,可将水壶置于煤炉上为空气加湿;房间的相对湿度以 50%~60%为宜。

(2)居室阳光要充足,经常开窗通风换气。开窗通风,可以放走房间内污浊的空气,换进清新的空气,不但降低了空气中病原微生物的密度,减少呼吸道疾病的传播,同时还可以避免污浊的空气给患者带来烦躁、头晕、食欲不振等不良反应。

(3)避免接触有害及刺激性气体。烟雾、粉尘、煤气等对呼吸道都有刺激作用。扫帚外包裹一层湿毛巾再进行清扫,或在患者不在的情况下打扫卫生,以防止尘土飞扬。厨房内最好安装排气扇或抽油烟机,避免辛辣油烟对患者呼吸道造成影响。

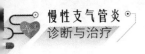
4. 行

出差或探亲访友最好避免安排在冬季寒冷的时候,尤其是避开寒流袭来之时。预防冷空气刺激及伤风感冒,严冬风大时不要外出。减少到人群密集地方的次数,如商场、影剧院、超市等场所,在流感流行期间,更应做好防护措施。老年人可根据自己的兴趣爱好和健康状况选择参加一些体育活动,通过体育锻炼提高肺活量,增加氧气的摄入和代谢废物的排出。同时运动还可以增加机体对外界气温变化的适应能力,对预防感冒和本病的发作很有益处。

## 什么是慢性支气管炎的排痰三法

慢性支气管炎患者痰液中黏液成分增多,浆液减少,使痰液黏稠成胶冻状。急性发作期的患者,支气管内有大量中性粒细胞浸润,造成管腔内有大量脓性分泌物,脓性分泌物进一步增加了痰的黏稠度,痰液黏稠量多时,难于用咳嗽的方法使之排出。因此,除了应用抗感染及化痰药物治疗外,掌握正确的方法促进痰液的排出,可以减轻患者的症状,避免因痰窒息导致悲剧发生。

(1) 蒸汽吸入法:患者在慢性支气管炎发病期间,自感有咳痰不爽、咳声重浊、胸闷气阻,这是因为痰液过于黏稠,附着于支气管壁,难于用咳嗽的方法使之自行排出的缘故。此时可用直径为 10~15 cm 的深桶杯盛半杯沸水,将口鼻埋入杯口,用力吸蒸汽,待水冷后再更换沸水,可反复多次,便可将痰液稀释咳出。此外,也可以用具有化痰作用的中草药,如枇杷叶、陈皮、紫菀、款冬花、旋覆花、桔梗、远志、天浆壳、菊花、鱼腥草、前胡、白果等,任选2~3种,煎汤熏蒸。

(2)走动转体法:较长时间卧床的患者,行动不便,其咳喘症状都较为严重,痰液排出不畅。因此,在气候较为温和的中午,应设法让稍能走动的患者在室外活动,或者用轮椅推患者出去活动,伸展上肢;体质较弱者可在室内活动;确实不能起床者也应由家属经常为之翻身、叩背,或采取被动伸展上肢的方式活动胸部。所有这些所造成的体位改变和肺部震动,都有利于血液循环和体液循环,更利于痰液排出。

(3)紧迫抠痰法:严重的慢性支气管炎伴肺气肿的老年患者,很可能因感染严重、气管黏液增多、炎症渗出大量白细胞,脱落的上皮细胞太多而形成大量块状痰。这种患者体质较差,无力咳嗽,容易发生痰阻。患者出现痰阻时,家属应立即用餐匙柄压舌,将裹有纱布或毛巾的手指伸向其喉部,将阻塞的痰块抠出,便可达到急救的目的。

## 慢性支气管炎缓解期的注意事项有哪些

慢性支气管炎的患者经治疗或临床缓解,症状基本消失或偶有轻微咳嗽、少量痰液,保持2个月以上,就进入缓解期。慢性支气管炎的患者在此期注意预防,可以减少本病的急性发作,对

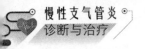

预后有利。

(1) 寒冷一方面可降低支气管的防御功能,另一方面可反射性地引起支气管平滑肌收缩、黏膜血液循环障碍和分泌物排出受阻,可发生继发性感染。所以首先要注意防寒、保暖、避风,冬季尤其要注意保暖,避免受凉感冒。减少感冒的概率对慢性支气管炎的预后有好处。同时及时治疗上呼吸道感染,如感冒、急性鼻炎、急性咽喉炎、急性扁桃体炎等。

(2) 慢性支气管炎的发生、发展与吸烟有密切的关系。吸烟的患者要戒烟,同时避免被动吸烟。值得一提的是,戒烟后患者的肺功能有不同程度的改善。

(3) 加强体育锻炼,增强机体的抵抗力。可以选择散步、太极拳、慢跑、呼吸操等。多进行户外活动,呼吸新鲜空气。运动量要根据自己的身体状况决定。运动的时间和强度可以较急性发作期或慢性迁延期稍微加长,以不造成疲劳为度。

(4) 注意饮食调理。平时多食含维生素 A 类的食物,如胡萝卜素等。维生素 A 能使气管黏膜上皮抵抗力增强,对防止细菌及病毒感染与毒物刺激有一定作用。补充足够的蛋白质,如瘦肉、动物肝脏、鸡蛋、豆制品等。

(5) 在医生指导下口服中药扶正固本或用西药提高免疫力。如平时自汗多,畏寒怕冷者可用玉屏风散:黄芪 10 g,防风 10 g,白术 10 g。平时呼吸气短,活动后加重,伴有腰酸、腿软者,可用河车大造丸(紫河车、麦冬、杜仲、龟板、熟地黄)或紫河车粉;也可以口服核酪口服液、肌注胸腺素或丙种球蛋白等提高免疫力。

# 慢性支气管炎患者有哪些预防性锻炼方法

慢性支气管炎患者的预防性锻炼主要有耐寒锻炼、穴位按揉、呼吸锻炼等。

### 1. 耐寒锻炼

进行适当的耐寒锻炼是预防慢性支气管炎急性发作的有效方法之一。耐寒锻炼的目的是加强身体对外界温度变化的适应能力,特别是抗御寒邪的能力,有效预防感冒和慢性支气管炎急性发作。耐寒锻炼主要包括室外耐寒锻炼和冷水锻炼。

(1) 室外耐寒锻炼:慢性支气管炎的患者由于身体状况欠佳、体力不足、活动后胸闷症状明显等原因,不愿意进行运动锻炼,尤其是在秋冬寒冷季节,害怕寒冷刺激加重病情,更少到室外活动。这样下去慢性支气管炎患者的耐寒能力会越来越差。适当的室外活动可以帮助患者增强抗病能力。可以选择空气质量好、天气晴朗的时候外出活动,活动的项目可以多种多样,如散步、打太极拳、慢跑、快走等。活动周期:身体状况良好者每日1次,体质较差者可以每周2次。活动时间:30~60分钟,或以感到疲劳为度;活动过程中注意保暖,结束后要及时擦干汗液,防止受凉。

(2) 冷水锻炼:用冷水洗手、洗脸,逐渐过渡到冷水擦洗颈部、全身等。冷水洗浴可以从夏季开始,逐渐过渡到冬季,不可突然用冷水锻炼,防止受凉加重病情。冬季寒冷季节,可以先用

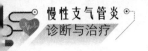

25 ℃左右的温水,逐渐过渡到 15 ℃~20 ℃,最低尽量不要低于 10 ℃。

**2. 穴位按揉**

人体有 12 条正经,每一条经脉均分布着一些穴位,通过按摩或针灸刺激这些穴位,就能达到防治本经范围内一些疾病的目的。

(1) 两手食指擦摩鼻梁两侧,从印堂穴到迎香穴,来回反复搓揉,直到皮肤微红或发热为止,尤其是适用于慢性支气管炎合并鼻炎者。

(2) 每天晚上用温水泡脚后,用食指或拇指按揉两侧足底涌泉穴,以适当的力度左手按右脚、右手按左脚,按揉到穴位有发热感或酸胀感为止。此法有温肾抗寒、增强体质的作用。

(3) 按揉风池穴:用双手拇指以适当力度按摩,直至有酸胀感,每日 2~3 次,每次 20 分钟左右。长期坚持锻炼,有预防感冒、改善感冒症状及增加脑部供血的作用。

**3. 呼吸锻炼**

简单的呼吸锻炼主要包括缩唇呼吸和腹式呼吸两种。

(1) 缩唇呼吸:深吸气后,屏气 2 秒左右,然后将嘴唇缩拢成吹口哨状,缓慢均匀呼气,直至将气吐完。锻炼的次数可以逐渐增加,每天坚持锻炼,可以改善肺功能。

(2) 腹式呼吸:患者取舒适的体位,坐位和卧位均可,全身放松。呼气时用双手向上、向内挤压腹部,使腹内压增加,膈肌上升,腹部下陷;吸气时腹部徐徐隆起,膈肌下降。这样锻炼可以使呼出的气体量增加,减少肺内残气量。每次可以做 20 分钟左右,逐渐增加锻炼的时间。

# 慢性支气管炎的护理要点有哪些

慢性支气管炎是指1年中累积咳嗽、咳痰或伴喘息的时间在3个月或以上,已连续出现2年或以上者。本病多数起病缓慢,久咳不愈,有大量泡沫状黏痰,于清晨、傍晚以及寒冷季节时较多。疾病严重者可并发阻塞性肺气肿和肺源性心脏病。慢性支气管炎患者的护理尤为重要,以下是护理的要点。

(1)居室要安静,无烟尘污染。阳光要充足,定期开门窗,保持空气新鲜,而且要有适宜的温度和湿度。不要在室内养宠物。

(2)及时关注天气预报,提前采取预防措施。冷空气来临前,注意早添衣物,加强保暖,避免受凉。大风外出时,最好戴上口罩、帽子,以免直接吸入冷空气。

(3)坚持适当的体育锻炼,以增强机体的免疫力。可按照自己的爱好,选择1~2项,如散步、慢跑、呼吸操、游泳、体操、太极拳等。

(4)积极防治上呼吸道感染。已有咽喉疼痛、鼻塞、流涕等上呼吸道感染的症状时,应在医生指导下早期选用抗病毒、抗菌药物,防止炎症向下呼吸道蔓延,加重病情。

长期大量咳痰者,蛋白质消耗较多,日常饮食宜清淡而富含营养,给予高热量、高蛋白质、多维生素饮食,并多吃些新鲜蔬菜和水果。此外,豆浆、豆腐等豆制品能补充气管炎对机体造成的

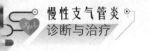
营养损耗,且无生痰生火之弊,慢性支气管炎的患者可以常吃。

急性发作期患者应卧床休息,有发热者,定时测量体温;高龄体弱的患者要做好皮肤和口腔护理,防止发生压疮和感染。

患者咳嗽、咳痰、喘息症状明显时,适当卧床休息。病情恢复者适当活动以促进身体恢复。患者痰多或咳痰不畅时,鼓励患者咳嗽,通过有效的咳嗽或可进行体位引流促进排痰;护理者可以轻拍患者背部和胸部,通过震动促进痰液的排出。嘱患者多饮水,稀释痰液。

如果患者出现胸闷气促加重,嘴唇发绀,甚至出现张口抬肩呼吸,及时给患者吸氧并要迅速送医院治疗。

## 如何护理慢性支气管炎患者

(1)健康教育:气候变化时注意衣服的增减,避免受凉,帮助并督促患者加强耐寒锻炼。体质较弱、对寒冷刺激敏感者,耐寒锻炼可以从夏季开始,先用手按摩面部,然后用冷水洗手、面部、颈部,逐渐过渡到四肢,可用冷水浸湿的毛巾擦浴全身。体质好、耐受力强者,可用温凉水洗浴,通过锻炼可以过渡到冷水洗浴,但冬季寒冷时水温不宜低于 10 ℃。耐寒锻炼要逐渐进行,避免患者突然受凉感冒。做好宣教工作,督促患者戒烟,慢性支气管炎患者的护理人员也不要吸烟,以免对患者造成不利影响。

(2)生活护理:经常开门窗通气,保持患者室内空气新鲜。注意叮嘱患者采取保暖措施,冬季寒冷时应保持患者居室温暖,阳光充足。鼓励患者多饮水，每日 2 000 ml 以上，发热的患者饮水量加大。饮食上既要顾及患者的口味，又要保证满足高热量、高蛋白、高维生素的饮食要求。经常与患者交流，让患者保持积极乐观的情绪。

（3）疾病护理：注意观察患者咳嗽的性质、节律，有无刺激因素，咳嗽剧烈出现的时间及持续时间。观察痰液的性质、颜色、有无气味及每天咳痰的量，帮助患者正确留取痰液标本以便做痰液实验室检查。痰液较多者，嘱患者采用头高足低位，促进痰液的排出；痰液较多且咳出不爽者，让患者自己多活动，护理者要经常帮患者拍背，有条件者可以使用超声雾化器，稀释痰液，防止痰液阻塞；喘息症状明显者，应适当减少活动量，给予吸氧，采取半卧位，条件允许者可以采用无创呼吸机辅助呼吸，减轻呼吸困难的症状。

（4）治疗护理：慢性支气管炎急性发作时，要特别注意患者的体温变化，在医生指导下合理应用抗生素。慢性支气管炎患者不能长时间应用强力镇咳药物，以免造成痰液排出不畅，影响疾病的恢复。雾化吸入化痰药物时，观察患者吸入的方法是否正确，保证药物充分发挥药效。

# 慢性支气管炎患者如何安全越冬

冷空气活动频繁、气温昼夜变化大的冬季，是慢性支气管炎极易复发的季节。寒冷空气刺激呼吸道，减弱上呼吸道黏膜的

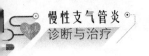

防御功能,并可反射性地引起支气管平滑肌收缩、黏膜血液循环障碍和分泌物排出困难等,造成慢性支气管炎在冬季容易发生病情变化。患者咳嗽加剧、咳痰量增加、喘息、呼吸困难加重,甚至危及生命。以下几点可以帮助患者安全越冬。

(1) 注意保暖,预防感冒:慢性支气管炎患者的耐寒能力差,当遇到寒冷刺激时,易引起感冒、咽炎等上呼吸道感染,而感冒是慢性支气管炎急性发作的主要诱因,所以要注意保暖,谨防感冒。

(2) 坚持体育锻炼:慢性支气管炎患者四季都要进行适当的体育锻炼,以提高机体的免疫能力和心、肺的贮备功能。冬季时选择合适的运动进行锻炼,在中午等较暖和时进行。

(3) 加强耐寒锻炼:慢性支气管炎患者对寒冷极为敏感,常适当做耐寒锻炼可增加抵御寒冷刺激的能力。从夏季开始用冷水洗手、脸、颈部,冬季时可以先从温水开始,逐渐过渡到冷水。

(4) 做好环境保护:居室内严禁吸烟,避免烟雾、粉尘和刺激性气体对呼吸道的影响,以免加重慢性支气管炎病情。居室内要定期开窗换气,使空气流通,但要保证室内温度不要过低。

(5) 科学调摄饮食:饮食以健脾开胃、清淡、温软为宜,补足富含维生素、优质蛋白质和高热量的食物,如禽蛋、豆制品、干果、新鲜蔬菜和水果等。冬季还可适当吃些羊肉、牛肉等,以起到温补作用。

(6) 保持情绪乐观:慢性支气管炎具有反复发作、迁延不愈的特点,咳嗽、咳痰、喘息严重时还会影响患者的生活质量,有些患者会出现抑郁或焦虑的情绪,不良的情绪刺激不利于患者病情的治疗及恢复。患者要树立战胜疾病的信心,积极参加适合自己的娱乐活动,消除一切顾虑,积极配合治疗。

(7)合理应用药物防治:冬季更要坚持药物治疗,不能随便停药。急性发作的患者要在医生指导下选择敏感抗生素治疗,不能乱用抗生素。冬季咳嗽、咳痰、喘息症状缓解者,可以选择中药膏方进行调理。呼吸困难的患者要坚持吸氧,防止组织及大脑缺氧。

## 慢性支气管炎患者如何进行冬季保健

冬季气候干燥而寒冷,对慢性支气管炎患者是极大的考验。进行适当的冬季保健,有助于减少疾病急性发作次数,延缓疾病的进展。

冬季预防上呼吸道感染,对慢性支气管炎患者极为重要。冬季由于室内外温差较大、气候寒冷,人体抵抗力下降、呼吸道的防御功能减弱,上呼吸道感染的概率增加。患者可通过体育锻炼增强体质,采取保暖措施防止受凉,预防上呼吸道感染。感冒、咽炎、扁桃体炎等上呼吸道感染要积极治疗,防止传到下呼吸道引起慢性支气管炎急性发作。

冬季由于气候寒冷,患者在室内的时间往往大于室外,故室内的环境对患者影响较大。患者的卧室要整洁、安静,为拥有良

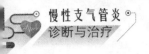

好的睡眠打好基础;患者的床单、被罩、枕套要经常清洗更换,避免螨虫、尘埃等对呼吸道的刺激。居室要经常开门窗通风,保持空气清新,但同时要注意室内温度不能过低。干燥的空气对慢性支气管炎患者的呼吸道会造成不良刺激,可以适当应用加湿器维持室内相对湿度在 50% 以上。家属不要在室内吸烟,以免引起患者呼吸道不适。

合理的饮食既能保证患者正常的新陈代谢,又能促进疾病的恢复。冬季进食应避免寒凉食物,多吃热性食物。慢性支气管炎患者饮食应以温软、高蛋白质、高热量、高维生素、低脂为主。具有化痰、健脾、温肾、养肺作用的食物可以适当多食用,如百合、山药、莲子、核桃、生梨、大枣、银耳、黑木耳等。少食或不食产气多的食物,如马铃薯(土豆)、地瓜、未经加工的大豆等,防止胃肠胀气,膈肌抬高,影响肺的呼吸运动。

中医学中有"春生、夏长、秋收、冬藏"的理论,冬季是进行滋补较好的季节,可以在中医的指导下进行药补。如气虚者,除有咳嗽、咳痰、喘息的症状外,还有易疲劳乏力、少气懒言、自汗等表现,中药中的人参、党参、山药、甘草、白扁豆等都有补气的作用;血虚者,会出现头晕、眼花、面色苍白或萎黄、口唇指甲淡白等表现,当归、熟地黄、白芍等有补血的作用;阴虚者,有口干咽燥、手足心热、盗汗等表现,南北沙参、百合、麦冬、石斛、玉竹等有补阴的作用;阳虚者,有畏寒怕冷明显、夜尿频多等表现,补骨脂、锁阳、肉苁蓉、巴戟天、菟丝子、益智仁、淫羊藿等有补阳的作用。需要注意的是食用上述补药,一定要在医生指导下进行,以免造成药物引起的阴阳气血失调。

# 慢性支气管炎患者逢年过节应注意些什么

慢性支气管炎的患者逢年过节必定要走亲访友,患者的饮食及生活习惯跟平时不同,一定要防止慢性支气管炎病情反复。

慢性支气管炎的患者春节如果要走亲访友,一定要做好防寒保暖的工作,外出及时添加衣物,进入室内适当减衣。空气污染严重的时候外出,注意戴上口罩,防止烟尘污染刺激呼吸道。尽量避免长时间坐汽车、火车等交通工具,因为长途车里的空气质量较差,会对慢性支气管炎造成不利的影响。一日以上不在家的患者,一定要带好平时所用的药物,特别是喘息型慢性支气管炎患者更要注意带好药物。

走亲访友难免要一起聚餐,慢性支气管炎患者一定要注意:

(1) 忌食辛辣刺激的食物,避免食用海鱼、大闸蟹等发物。

(2) 注意饮食有度,避免暴饮暴食。

(3) 限制酒量,不要饮用碳酸饮料。

(4) 多食用瘦肉、豆制品、新鲜蔬菜、瓜果,减少油腻食物的摄入量。

(5) 多饮水,避免饮用浓茶、咖啡等。

慢性支气管炎患者平时进行的锻炼,如呼吸操、太极拳、慢跑、冷水耐寒锻炼等,逢年过节时不要忘记。走亲访友外出的时间较多,要注意避免劳累,可以适当减少每日的锻炼时间或强度。

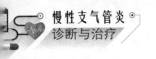

中医学经典著作《黄帝内经》中有"怒伤肝、喜伤心、思伤脾、悲伤肺、恐伤肾"的说法,所以不管是什么情绪都要适度,并且注意调节情绪,避免情绪激动,保持乐观、平和的心态。

慢性支气管炎患者当遇到咳嗽、咳痰、喘息加重的情况,特别是伴有发热者,一定要及时就医,以防延误病情。

## 慢性支气管炎患者如何进行呼吸训练

慢性支气管炎患者随着病情的进展会逐渐出现肺通气量下降,残气量增加,最终会导致肺功能下降。呼吸训练可以帮助患者建立正确的呼吸方法,通过呼吸训练改善肺的通气和换气功能,满足机体对氧气的需要,及时排出机体产生的废气。坚持锻炼还可以延缓慢性支气管炎向阻塞性肺气肿发展。常用的呼吸训练有以下几种。

(1)缩唇呼吸法:方法是用鼻吸气,缩唇做吹口哨样缓慢呼气,使气体通过缩唇的口型缓缓呼出,吸气与呼气的时间比为1:2,可以逐渐增加到1:5。呼气时将口唇缩紧,增加呼气时气道阻力,防止小气道过早闭塞,使气体容易呼出,也可减少肺内残气量,改善通气。每分钟8次左右,每次做15分钟,每日1次。

(2)加压腹式呼吸法:患者全身放松,静息呼吸,体位取站、坐、卧(体弱者)位均可。先将双手张开放在上腹部,闭嘴用鼻深吸气,同时尽力挺腹,腹部之手随腹壁上抬;然后用口缩唇呼气,腹肌收缩,双手向下、向内挤压腹部,以增加腹压,膈肌上抬。其机制不仅在于胸廓活动、协调各种呼吸肌的功能,而且更重要的是增大肺活量、增加吸氧量、减少肺内残气量,改善全身健康状况。反复训练,每次 15 分钟,每日 2 次。需要注意的是在进行加压腹式呼吸时,全身肌肉要放松,吸气时腹部膨隆,呼气时腹部下陷,每次吸气后应屏气 2 秒左右再呼气,避免用力呼气,呼吸的频率要慢。腹式呼吸还应与日常生活结合,要经常练习,呼吸困难的症状可得到改善。

(3) 暗示呼吸法:患者取坐位或卧位,一手放在腹部,呼气时腹部下陷,该手也随之下沉,并稍加压力以增加腹压,使膈肌上抬。吸气时上腹部对抗所加的压力,将腹部徐徐隆起,如此反复就可促进膈肌收缩,增大其活动范围。每次锻炼 15 分钟,每日 2 次。

(4) 下胸带呼吸法:用宽布交叉缠于胸部,呼气时收缩布带以挤压季肋部,吸气时对抗此布带的压力,扩张下胸部和上腹部同时慢慢放松布带。布带要选择质软、弹性较好的材料制作,收缩布带时避免压力过大,以稍觉紧为度。每次 10～15 分钟,每日 1 次。

(5) 前倾体位呼吸法:患者取轻度前屈站立位,此时可减轻腹肌的张力,常较直立位时更有利于上腹的鼓隆和下沉,可促进膈肌活动。每日可练习数次,并可配合其他呼吸训练法进行锻炼。

(6) 臀高位呼吸法:有膈肌粘连的老年患者,较难通过其他的呼吸训练增加膈肌活动范围,可采用臀高位呼吸法,即呼气时抬高臀部,利用内脏的重量来推动膈肌向上。也可将床脚垫高

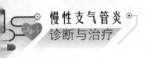

一些,在脐部放一重物(如沙袋)再进行腹式呼吸。需要注意的是,床脚可以抬高 30 cm,重物的重量逐渐增加,以患者能承受为度。每次练习 20 分钟,每日 1 次。

## 如何运用呼吸操防治慢性支气管炎

呼吸操的作用在于锻炼呼吸肌的力量,提高肺活量,改善肺的通气功能,缓解呼吸肌及肩背肌肉的紧张,促进痰液的排出。坚持练习对慢性支气管炎患者大有好处。

运动之前可以先做一些准备动作,活动四肢,调整呼吸,平和心态。

**第一节　呼吸运动**

预备姿势:立正(身体直立,两脚分开与肩同宽,两臂下垂,双手伸直,掌心向内)。

(1) 深吸气,同时配合两臂慢慢伸开,抬起,高度稍微高于头部。

(2) 缓慢均匀呼气,同时两臂放下。

注意事项:深呼吸速度要慢,呼吸均匀。

**第二节　扩胸运动**

预备姿势:立正(要求同上)。

(1) 两臂抬起,肘部半屈,双手握拳,手心向下。挺胸,同时两臂用力向后拉,使胸廓打开,暂停 2 秒左右,然后恢复原来姿势。

（2）再做 1 次。

（3）两臂伸举,同时挺胸。

（4）两臂放下。

注意事项:胸部要挺起,两臂向后拉直至最大极限。

### 第三节　体侧运动

预备姿势:立正(要求同上)。

（1）左脚向左跨一步当成左弓步,同时右手叉腰,左臂经侧向上举并带动上体向右侧屈。

（2）向右做侧屈 1 次。

（3）向右再做侧屈 1 次。

（4）左脚蹬回,同时左臂经侧放下,右臂自然放下,还原成立正姿势。

（5）重复(1)~(4)的动作,但方向相反。

注意事项:3 次侧屈动作的幅度要逐渐加大,有腰椎间盘突出者不宜进行此动作或适当减小动作幅度。

### 第四节　腹式呼吸

预备姿势:立正(要求同上)。

（1）双脚分开,双手放在腹部,全身放松。

（2）吸气时腹部用力鼓起。

（3）呼气时双手挤压腹部并用力收缩腹部。

注意事项:可以平卧做。速度要慢,呼吸要有节律。

### 第五节　踏步运动

预备姿势:立正(要求同上)。

原地踏步动作。手和腿的动作尽可能幅度大一些。

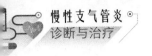

# 中医学传统理论指导的保健操如何做

中医呼吸导引保健操(国家中医药管理局"十二五中医药行业攻关计划"推荐)

## 第一节　松静站立

双脚分开站立,与肩同宽,双目微闭,舌抵上腭,口唇微闭,含胸收腹,提肛,双臂自然下垂,虚腋,髋、膝关节微屈,摒除杂念,行(鼻吸口嘘)顺腹式呼吸5分钟。

本节为起式,可起到宁心静气、安神定志的作用。

## 第二节　两田呼吸

并足站立,左脚向左前45°迈出一步,双手自体前拉起至上丹田(印堂穴处),缓缓分开,同时用鼻子吸气,双手合拢时用口呼气。然后双手向下至下丹田(关元穴处),缓缓拉开,鼻吸气,双手合拢时口呼气,如此3遍。换右脚向前,继续3次。

本节两田指上丹田(印堂穴附近)和下丹田(关元穴附近),通过双臂舒展动作,并配合腹式呼吸,起到调理肺部气机的作用。本节动作舒缓,无大的活动量。

## 第三节　调理肺肾

双臂自体侧缓缓拉起,掌心向下,至两臂伸平时翻掌,使掌心向上,并在体前缓缓合拢至上丹田,下按;至下丹田时,俯身,并继续向下,双膝微微前屈,双手至膝盖时停止,重心前移,以脚心涌泉穴微微踏地;起身,同时默想有一股清泉从足心开始,沿小腿内侧、大腿内侧至骶部,并继续沿脊柱上行过肾,双手在此做一个开合动作,意念继续向上,通过膈肌进入肺部,向上至腋。与此同时,双掌外翻使掌心向上,水平外摆,意念沿手太阴肺经至拇指少商穴止。然后双手合拢重复上述动作3遍。

本节将中国传统引导术的所有要领纳入其中,是本功法的重点。本节包括了呼吸、意念和肢体动作3部分,统括肺、肾两脏,以及足少阴肾经、手太阴肺经。肾主纳气,为气之根,影响呼吸的深度,肺司呼吸。通过肺肾两条经脉,用意念和动作将两者联系起来,对呼吸的深度和气机的通畅有很好的调理作用。

### 第四节 转身侧指

左脚向左开出一大步,上身缓缓左转90°,双手变剑指提至腰间,重心移至右腿,双手向后舒展如大鹏展翅状,同时用鼻吸气,至两手提至与肩平齐时,自耳后朝前下方指出,同时用力呼气。此动作重复3遍。然后右转如左式,再做3遍。

本节主要作用于胸廓,通过肢体与腹式呼吸扩张与挤压胸腔,起到辅助和加强气息的作用。

### 第五节 摩运肾堂

双手由体侧向上收拢绕腰至肾俞穴处,用大鱼际在此上下摩动36次,后经体侧回到小腹处。

本节的要领是将命门区摩热,以温养命门,辅助纳气。

### 第六节 养气收功

双手叠放于小腹,舌抵上腭,静心调息,心息相依,5分钟。然后舌体放平,摩擦面部,活动手脚,练功结束。

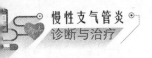

本节养气与收功是两部分内容,先养气,后收功。

## 游泳有助于改善慢性支气管炎吗

慢性支气管炎是一种严重危害身体健康的常见病、多发病。其主要症状是长期反复咳嗽、咳痰或伴喘息,病情进展可发展成阻塞性肺气肿,患者常感到胸闷、气短、呼吸困难。严重者会造成呼吸衰竭和肺源性心脏病。

游泳是一项很好的全身性有氧运动,它的特点是四肢克服水的阻力做主动运动。经常进行游泳锻炼,能使人体肌肉和内脏器官都得到全面锻炼,能均衡地提高机体各系统的功能。游泳对于慢性支气管炎,特别是并发肺气肿的患者来说,更有特殊意义。游泳可以从夏季开始,因为夏令时节慢性支气管炎患者病情多处于缓解期,体力相对充沛,为参加游泳活动提供了有利条件。

游泳能提高肺的通气功能。首先,游泳能使胸肌、膈肌和肋间肌等呼吸肌得到锻炼,提高肺的通气功能;其次,游泳是全身性运动,身体耗氧量增加,呼吸加深、加快,排出的二氧化碳增加;最后,游泳时水对胸廓有一定的压力,吸气时胸廓要克服水的压力,呼气时水对胸廓的压力有利于 $CO_2$ 从肺内排出。

游泳时,人体接触的是冷水,能提高机体对环境的适应能力。游泳从夏季开始,可以坚持到秋季,体质较好者还可以进行冬泳,既能提高机体的耐寒能力、减少感冒,还可以增强机体的免疫力。冷水可使血管发生收缩舒张变化,引起心脏收缩力度的改变,促进血液循环,从而增强了心脏功能。

身体极度虚弱以及患有心脏病、肝硬化、活动性胃溃疡、肾功能障碍以及慢性支气管炎急性发作的患者,均不宜进行游泳锻炼。游泳前要适当做一些准备活动,如伸展四肢、先用水擦身等。游泳的时间要根据个人的身体状况选择,太短达不到锻炼的效果,太长对身体造成不良的影响。游泳出水后要注意保暖,防止受凉感冒。

## 慢性支气管炎患者为什么要注意劳逸结合

慢性支气管炎的发病和疾病进展有些是与患者职业中接触粉尘和有害气体有关,所以本病患者在工作中一定要做好卫生防护。当工作中有接触粉尘和有害气体的可能性时,一定要注意戴口罩或防尘防毒的特殊面罩。条件允许的话,本病患者要远离有粉尘和有害气体的工作环境。

慢性支气管炎患者过度劳累时,身体抵抗力下降,给致病微生物以感染的机会,造成慢性支气管炎复发,所以本病患者不宜过度劳累。但过度安逸也不利于慢性支气管炎的恢复,因为过度安逸患者的肺功能得不到锻炼。因此,慢性支气管炎的患者要注意劳逸结合,稳定病情,延缓疾病进展。